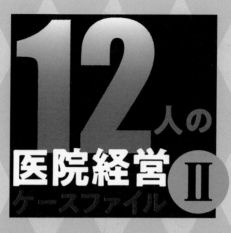

12人の 医院経営 II
ケースファイル

理想のクリニックを創り上げた私たちが
これから開業するあなたに伝えておきたいこと

[編集] **梅岡比俊** 医療法人梅華会グループ理事長
開業医コミュニティM.A.F主宰

中外医学社

プロローグ

　前著，『12 人の医院経営ケースファイル』（Part Ⅰ）を，我々
M.A.F（Medical Activation Federation：医療活性化連盟）という
開業医のコミュニティーでのメンバーと一緒に書いたのが予想を上
回る売れ行きで，Part Ⅱを出版するに至りました．このことに関
しまして，たくさんの多くのドクターにご覧いただいたものと思い
非常に嬉しく思います．前回の批評を通して色々指摘を受けたこと
は，クリニックとは組織を運営していくものであって，その組織の
中でいろんな葛藤があって，“人の問題”が生じる．実際，そう
いった人の問題というのはデリケートなところがあってなかなか赤
裸々に語られることもないため，Part Ⅰに関しては本当にそこの
ところが裏表なく率直な思いが書かれているといった点で，そこの
ところに非常に感銘を受けたという声をたくさんいただきました．
　12 人のドクターが開業すると，もちろん 12 人のドクターのス
トーリーがある．そのストーリーの中でいろんな悲喜こもごもがあ
るわけですが，そういったプロセスにおいて，もちろん経営とはク
リニックと同様に右肩上がりにどんどんいくわけもなく，実際，去
今のコロナ禍においては 2021 年 3 月現在，いつ第四波が来るやも
しれず，診療所やクリニックレベルでは非常に大きな打撃を受けて
いることだと思います．その中で院長自身だけが頑張るのではな
く，院長とともにスタッフが一緒に力を合わせて頑張るということ
が，求められてくる時代になるのではないか．コロナ禍において以
前とやり方がすごく変わって診療のあり方もすごく変わってきたと
思います．そういった時代の流れ，潮流の変化はこれからも続くと

思いますし，変化に対して一番，もちろん鋭敏なのは経営者であり，トップである院長ですが，それだけではなく周りのメンバー，スタッフが一致団結してクリニックの将来を主体的に考えることができないとなかなか臨機応変に対応できないのではないかと思っています．

　私自身は，来たる AI の時代に計算をしたりだとか，単純な学習の能力など，AI に負けること AI の作業で済んでしまうことはたくさんあると考えています．しかし，その中でも現時点では AI に絶対勝つであろうことが二つあると私は感じています．一つは共感する心，思いやりの心です．人に寄り添う心は AI というロボットでは決してなり得るものではなく，心と心のこもったコミュニケーションとは人間にしかできないものではないかと思います．もう一つは考える力です．昨日までの，過去の延長上ではない新しい取組みをしようとするのは AI では現状できません．これらを伝えることがこれからの時代にますます求められるのではないかと思っています．そうなると，有名なドイツ宰相ビスマルクの「賢者は歴史に学び愚者は経験に学ぶ」という諺にある通り，歴史の中で我々のクリニックを見てみると，日本には 10 万件のクリニックがある一方で直近では年間 7,000 件が開業し 6,000 件が閉業しているというような状況です．その中で 10 万人いたら，やはり 10 万人のストーリーがあってステージがあるのですが，ドクターの場合，いろんなプライドが邪魔をしてなかなか自分自身の経験をすべてをオープンに出す機会がないのではないか，実務の経験に触れる機会が少ないのではないかというのもあって Part Ⅰを書きました．冒頭でも申したとおりそれが本当に非常に好評になり，仲間である M.A.F のメンバーにもお声をいただいて今回第 2 弾を出版の運びになったのです．

　そういったさまざまなストーリーの経緯を見ながら先生方におか

れましては，次世代のクリニックを運営する上での一つの糧，一つ
の気付きになれば幸いだと思っています．

　最後にイギリスの生物学者チャールズ・ダーウィンの「最も強く
生き残ったものは，最も力が強かったものではなく，最も頭が良
かったものではなく，最も変化に対して適応するものが生き残っ
た．それが我らの祖先である」という言葉こそがこれからのコロナ
禍における重要なことだと思っています．私はこのダーウィンの言
葉を胸に，これからの時代変化に対してどう生きていくかをこれか
らも考えていきたいと思います．

　本編をどうぞお楽しみください．

　　　　　　　　2021 年 3 月

　　　　　　　　　　　開業医コミュニティ M.A.F　主宰
　　　　　　　　　　　医療法人社団梅華会グループ理事長

　　　　　　　　　　　　梅 岡 比 俊

目　次

File 10 クリニック激戦地で挑む三方よしのクリニック

大阪府豊中市　皮膚科・アレルギー科・美容皮膚科・形成外科：
医療法人佑諒会　千里中央花ふさ皮ふ科　花房崇明

File 11 近隣県からも足が絶えない 小児循環器特化型クリニック

岐阜県岐阜市　小児科・小児循環器・内科・アレルギー科：
あわのこどもクリニック　面家健太郎

File 12 万全のスタッフ管理と専門の柱に支えられた 未来指向型クリニック

千葉県習志野市　耳鼻咽喉科・小児耳鼻咽喉科・アレルギー科：
医療法人社団慈奏会　奏の杜耳鼻咽喉科クリニック　山本耕司

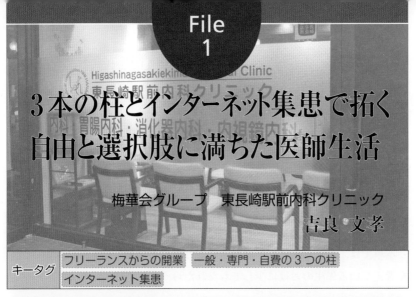

3本の柱とインターネット集患で拓く自由と選択肢に満ちた医師生活

梅華会グループ　東長崎駅前内科クリニック

吉良　文孝

キータグ	フリーランスからの開業　一般・専門・自費の3つの柱 インターネット集患

クリニックプロフィール	
専 門 科	内科・消化器内科・肝臓内科・内視鏡内科
開 院 年	2018年6月
地 域	東京都豊島区
スタッフ人数	9名
分 院	なし
理 念	おなかの悩みから解放されることで人生を楽しく過ごせる お手伝いがしたい

はじめに

　当院は西武池袋線で池袋から各駅停車で2駅先にある東長崎駅北口を降りてから歩いてすぐの場所にあります．東長崎は豊島区にありながら，高層マンションなどがないのどかな街です．開業前までは東長崎に縁もゆかりもありませんでしたが，駅に降り立った瞬間，この街の雰囲気に惹かれ，すぐに開業を決めました．

　現在，私は優秀なクリニックメンバーに囲まれています．一人ひとりのクリニックメンバーが自分の担当はもちろん，それぞれの特技を生かした業務もこなして，クリニックの魅力をつくってくれています．その甲斐もあって，縁もゆかりもないのにもかかわらず，地域に根付いたクリニックを実現させることができました．それと同時に，一般内科，消化器・内視鏡内科と

自費診療でも多くの患者様に来院いただいており，都外から足を運ばれる方も少なくありません．

　独立に至るまで，多くの先輩の力を借りました．また，私自身，フリーランスの医師になったり，会社勤めをしたりと，さまざまな経験を通して自分なりの答えを導き出してきました．いわば，血肉を注いで得たノウハウです．もしかしたら，セオリーに準じていないかもしれません．ですが，今日までクリニックを成長させてきたことは事実です．

　本章では，そうしたノウハウを余すことなくお伝えします．これから開業を考えている先生のお役に少しでもなれたらうれしいです．

① 大学卒業から勤務医へ……そしてフリーランスと会社経験を経て開業医の道へ

(1) 勤務医経験と芽生えた想い

　母校である東京慈恵会医科大学卒業後，私はすぐに大学の外に出てしまいます．大学のしくみが性に合わなかったのかもしれません．自分の意思と関係なく，関連病院に飛ばされたり，年功序列の色濃いカンファレンスが開催されたりと，封建的なしくみが窮屈だったのです．このまま大学の中にいるよりも，外に出た方が自分の世界が広がると思いました．まずは経験を広げてから，自分の専門を決めていこう．そう決めた上で何をやるかよりも，どこでやるかを優先して外の世界に飛び出しました．

　研修でお世話になったのは，東京警察病院です．警察病院へは先輩からの話のみで事前の見学もせずに入局をしました．当時は旧臨床研修制度でしたので，内科全部を2年間かけてローテーションしたので，良悪性を問わずあらゆる内科疾患の検査治療を担当しました．文字通り，寝る間も惜しんで働きました．その結果，血管カテーテル検査や内視鏡検査といった内科医がおよそ施行しうる手技も経験し，医師としてのスキルを着実に身につけました．

　研修終了後は当時の部長の人柄にひかれて消化器内科に入局します．勤務

を続ける中で，病院組織の窮屈さに違和感を感じるようになり，私は8年間勤めた東京警察病院を退職し，JCHO 東京新宿メディカルセンター（旧　東京厚生年金病院）に入局します．そこでも同様の窮屈さをはじめ，保険診療の限界や収益を求める体質に違和感を感じながら，それを押し殺して勤務していました．当時，日本でも注目をされ始めたマインドフルネスを自身でも実践し，自分の思いと正直に向き合う作業を通して，どんどんと勤務医に対する違和感が膨らんでいきました．「もっと自由に活動をしたい」……そういう気持ちが高まっていったのです．"自由"と"選択肢の広さ"．今，振り返ると，その二つが仕事するうえでの私の選択のベースになっていました．それが独立開業へ私を導いていきます．

(2) サイキンソーでの会社員経験

　すぐに開業をするという選択も考えましたが，当時セミナーで出会った株式会社サイキンソー CEO の沢井悠氏と付き合いがあり，「うちで働いてみませんか」とお誘いを受けました．同社は腸内細菌の先駆けの会社です．新進気鋭のベンチャー企業とあって，熱意と自由の雰囲気に溢れています．「こういう世界に飛び込んでみるのも面白いかもしれない」，ちょうどタイミングが良かったこともあり，思い切って JCHO 東京新宿メディカルセンター

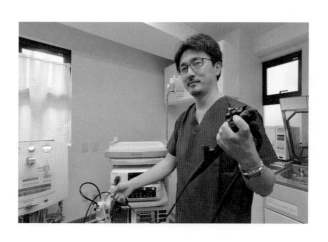

を退職し，フリーランス医師としてアルバイトをやりながら株式会社サイキンソーでの勤務を開始しました．開業をするかどうかはともかく，その可能性は前々から考えていたので，勤務医を辞める決心をしたころから，念のための開業の準備を開始しました．2017 年 3 月のことです．

しかし，出張をしたり，クライアント先に出向いたり，オフィスで資料をつくったり，プレゼンテーションをしたりと今までにない生活を楽しむ一方で，「デスクワークには向いていない」と気が付きました．これは長く続けられないな，と．

会社員生活と医師としての仕事という二足のわらじを履く生活を通して，研究よりも臨床が好きだとあらためて実感しました．とはいえ，このまま臨床に戻ってしまったら，何も変わりません．おそらく組織に違和感を覚え，また飛び出したくなってしまうでしょう．まさに元の木阿弥です．ならば，このまま開業をした方が良いと思い，勤務しながら開業の準備をさらに加速させることにしました．

実際に経験をして納得してからでないと決断できないのかもしれません．ですが，さまざまな経験を通して，"自由で選択肢が広い"という自分の譲れない軸を見つけることができました．そんな私にとって，開業医は理想の職業です．このとき独立することに対する迷いは全くありませんでした．

② フリーランスに転身したことによる威力

私が開業するにあたって最も効果が高かった行動のひとつにフリーランスに転身したことがあります．フリーになるという事は，すべての時間を自分でコントロールすることができるのです．開業までにこのような時間ができることの威力ははかり知れません．

フリーランスになったことに得られたメリット

1, 開業に関する勉強の時間が確保できた
2, 戦略を練る時間を確保できた
3, 納得できる立地を選ぶことができた
4, 納得できる業者さん選定，機器選定ができた
5, インターネットに対しての理解を深めることができた
5, 家族との時間が確保できた

(1) 開業に関する勉強の時間が確保できた

　何と言っても圧倒的に自由な時間ができました．労働時間は勤務医時代の半分程度でしだが，アルバイトなどをすることで勤務医時代となんら変わりない給与を容易に確保することができ，生活面での質の低下は全くありませんでした．

　つくりだした時間をさまざまなことに使うことができました．特に経営に関しての勉強に時間をさけたことは非常に大きかったと思います．1年間で100冊以上の本を読みました．経営に関すること以外にマネジメント・リーダーシップ・マーケティング・ITに関するものなど本当に多くの種類のものを読みました．また平日に開催されているセミナーにも参加することができ，知識とともにそこで知り合った人たちとのつながりもある程度できました．

　勤務医のままで同じことをしようとすると，数年はかかったことだと思いますので，時間の短縮効果は計り知れないです．

(2) 戦略を練る時間を確保できた

　開業の立地を選ぶことは，まず最初に考えるべきところだと思います．ただ当時の私は一体どのような開業をしたいかということをすぐに書き出すことはできませんした．土曜日は休みにしたい，健診はどこまでやろう，ターミナル駅のほうがよい？　内視鏡専門の方がよい？　などなど迷いがたくさ

んありました．そこでアルバイト先を選ぶ際に迷いを消せる可能性のある所へ積極的に働きに行き，自分に合った開業スタイルを探しました．その結果，①地域密着の一般内科，②消化器内視鏡内科，③自費診療の3本の柱での開業を決意しました．よくあるスタイルに落ちついたと思いますが，納得してその様に選べたことが重要でした．3本の柱に関してはこの後の章でもう少し詳しく書かせていただきます．

(3) 納得できる立地を選ぶことができた

　今の物件に決めるまで，40カ所は自分の足で街を歩きました．診療圏調査を作成してもらうこともありましたが，こちらも時間があったので複数のインターネットツールを使用して詳細な診療圏調査を自分でも作成しました．しかし，それでは十分ではありません．より詳しく実態を調査するため，自分の足で現地まで行きました．ターミナル駅も行きましたし，郊外も行きました．都内の住宅街も行きましたし，ここでは開業しないだろうという場所にも行きました．独自の評価で候補地を点数化して序列をつけていきました．また現地に行って初めてわかることもあります．そうした経験を重ねていくことで，気にした方が良いポイントも新たに見えてきました．物件を見学する度に評価軸が磨かれて，良い場所だと思っていた物件が候補から

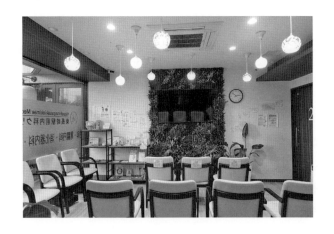

JCOPY 498-04890

外れることもありました.

　こうして見つけたのが, 現在の場所です. 実を言うと, 東長崎より開業にふさわしいエリアはありました. でも, 街の雰囲気が好きになれなかったのです. 東長崎は診療圏調査から判断すると, そこまで良いエリアではありませんでしたが, 街の雰囲気がとても気に入りました. 昭和っぽさが残る商店街があり, シャッターも降りていません. 高層マンションもなく, 庶民的な雰囲気の中, 皆, 地に足をつけて暮らしています. 高級住宅街や繁華街ではなく, ターミナル駅のようによそよそしさはありません. 街の雰囲気を通して, ほどほどの距離感で付き合えるという手応えを感じました. 自宅からもそう遠くなく, 通勤を継続するうえでの負担も少ない点も高評価でした. 条件は満たさないけれど,「ここで成功がしたい, もし失敗しても悔いはない」, そう思い至り, 東長崎での開業を決めました. 色々と調査, 分析を行いましたが, 決め手は何かと問われたら, 最終的には雰囲気から来た直感です (笑).

(4) 納得できる業者さん選定, 機器選定ができた

　使用する機材や付合いを続ける業者さんは, どちらもクリニック経営に与

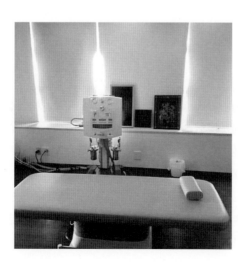

える影響が少なくありません．私はここでも時間を多めに割くことで自分の納得できる結果を得ることができました．

　最終的にはクリニックで使う機材や備品は，ほぼすべて自分で交渉・仕入れました．コンサルタントを挟むと，手数料の分だけコストが高くなります．また各メーカーに詳しい話が聞きにくく，人間関係が築きにくくなります．そこでいろいろな業者さんと自ら会って，自分の思いを伝えながらたくさん話をしました．それこそ一社一社直接訪問し，じっくりと時間をかけました．

　最後の決め手は人です．そもそも全体的に機材のレベルが上がっていて，よほどのこだわりがなければどこで買ってもクオリティはほとんど変わりません．それに機材や備品は買って終わりではなく，開業後も長く付き合いが続きます．ですから，ちゃんと信頼関係を築ける人を選ぼうと思っていました．性格がしっかりとしているかどうか，話を聞いてくれるかどうかなど，担当者の人間性をみながら信頼関係を築いたうえで購入をしていました．

　こうした努力が身を結び，適正価格（むしろ格安だったと思います）で機材や備品を揃えることができただけでなく，開業後も関係性が長く続いています．クリニック内覧会の際にもさまざまなことに協力をいただくこともできました．信頼関係がすでにできているので，その後，何か買うときはとにかく楽です．はじめにしっかりと業者さんを見極めた方が，関係性が長続きするし，嫌な思いもしないのではないでしょうか．

　また今後のクリニックのブランディングを考えた際にも，付き合いをしていく業者さんの存在は大きいと思います．新聞・雑誌掲載などのメディア紹介，講演依頼，他の業者さんへの紹介をいただくことでさらなるブランディングへ繋ぐこともできました．今後はそのような業者さんとつながりを持つことが非常に重要になるのではと思います．

(5) インターネットに対しての理解を深めることができた

　インターネットに関する知識は今後のクリニック経営において必須になる

JCOPY 498-04890

ことは間違いありません. 私はここでも時間をかけてさまざまなことを学ぶことができました.

たとえば, ホームページの作成から, 検索順位を上げる SEO・MEO 対策に関して, インターネット広告・SNS 活用・動画活用や, インターネット上で使用できる無料ツールに関してなどさまざまなことを学びました. このことが開業後の経営の安定に大きく貢献したことはいうまでもありません.

(6) 家族との時間が確保できた

このことは一番大きかったかもしれません. 一旦開業したら走り続けるしかありません. 休みもあまり取れず, 家族との時間が確保できなくなることは容易に想像できました. フリーランスであれば, 急な呼び出しもなく, 平日休み, 午前だけ勤務, 9時-17時勤務……勤務時間は自由自在です. 休みの確保もしやすかったので, 子供たちと普段は行けないようなところに行くこともできました. 妻は仕事があったので私と子供たちだけですが, キャンピングカーで四国旅行, 富士山でキャンプ, 九州旅行など, 本当に思い出をたくさん作ることができました. 今でも子供たちとその時の話をすることがあるので, 子供たちにとっても良い思い出だったのでしょう.

③ 3本の柱とインターネット集患

(1) "3本の柱" のススメ

開業時, 在籍していたクリニックメンバーは5名です. 常勤看護師が2名, 常勤事務が1名, パートが2名と, 最低限の人員でスタートを切りました. 黒字化までにはそれほど時間がかかりませんでした. 2カ月目で黒字化を達成し, 半年経つ頃には売上げも安定していました. その成功を支えたのが3本柱の診療体制とインターネットでの集患です.

3本柱と聞くと, つくるのも運用するのも面倒だなと感じるかもしれませ

ん.「1つでも大変なのに3つになるとどれも中途半端になってしまうので
は」と疑問を抱く方もいるでしょう.ですが,そんなことはありません.む
しろ3つの柱を立てるからこそ経営が早くに安定し,自分のやりたいことも
しやすくなります.

　私は消化器専門医・内視鏡専門医ですが,クリニックはあえて内視鏡専門
にはしませんでした.内視鏡をやりながら,一般的な内科もやり,自費診療
もやっています.自費診療で開院時より注力しているのが腸内洗浄です.こ
れらはクリニックの三本柱です.ですが,「一般内科」「消化器内視鏡内科」
「自費診療」で,それぞれターゲットが違います.また,診療圏・商圏も全
く異なるため,各々に対して集患のための施策を講じる必要がありました.

　まず一般内科のターゲットは地域の方々です.保険診療を中心とした治療
になります.なので,地域の方にチラシを配ったり,内覧会を行ったりし
て,「東長崎駅前内科クリニック」を周知しました.地域にどれだけ溶け込
めるか.それができるかどうかにクリニックの成否がかかっていると言って
も過言ではありません.ですから開業から現在に至るまで,地域医療への貢
献の意味も込めて一人ひとりの患者様に向き合って診療を行っています.地
域での口コミが大事ですので,医師のみならず,クリニックメンバーの対応
も非常に重要になってきます.

　消化器内視鏡内科は一般内科より診療圏が少し広くなります.そのためチ
ラシではターゲットに届きません.なので,インターネットをうまく活用し
て集患に結びつけていきました.さらに自費診療は内視鏡内科より,もっと
商圏が広いです.そのため内視鏡と同じくインターネットを活用しながら
も,手法はより多くの方にリーチできるものを採用しました.要はマーケ
ティングエリアが3つあるイメージです.セグメント分けをしっかりと
行った上で,それぞれに最善手を打っていきました.

　診療科目を1つに絞って,そこを尖らせて強みにする方法もあるでしょ
う.ですが,尖り損ねると強みにはなりません.それに新型コロナウイルス
のような危機があると,一本に絞らない方が安全な場合もあります.手間が

かかりますが，結局は3つの柱があるとリスクヘッジになるのです．

　また，患者様からすると，自費診療は怪しくて高いというイメージがあります．しかし，高い料金を安くすることは経営上なかなかできません．それでも，怪しさをなくすことはできます．怪しさを消すため，普通のクリニックの業務の中で自費診療もやっているというイメージを与えることが重要です．一般内科，内視鏡内科，自費診療の三本柱でやっているメリットがここでも役に立てているということです．

　さらに3つの柱は経営の安定にも役立ちます．そもそも，それぞれで集患のしやすさが異なります．すべてが一気にうまくいくわけではありません．たとえば，立ち上がりが一番遅いのは一般内科です．逆に最も早く集患が成功したのは自費診療で，その後，内視鏡でした．時間差で安定したので，開業した頃は三本柱を立てて本当に良かったと思いました．

　集患しやすい診療科目があると，その分，早期に資金繰りが良くなります．一方で，地域に根ざした診療科目があると，長い目で見たとき経営が安定するでしょう．それぞれのセグメントの成長具合を判断しながら，どこかが極端に弱くならないようにうまく施策を講じていきました．

　3本の柱を作るときに注意をしないといけないことは，それぞれの柱がお互いの経営的な欠点を補完しあえる関係であること，3本の柱が医学的に無関係ではないこと，それぞれの柱において強味を発揮することだと思います．

(2) 集患のためのインターネット活用術

　集患が成功した大きな要因は，適切なインターネットの活用があります．現在，当クリニックは患者様の60％がインターネット経由での来院です．検索サイトやインターネット広告から自社ホームページに流入して来院してくださっています．参考になるかはわかりませんが，私が今までに行ってきたことを，3つ紹介します．

(A) 業者さん任せにしないホームページ運用

　IT が得意ではないからといって，業者さん任せにしてはいけません．スピード感が WEB の強みです．業者さん任せにすることで，スピード感が損なわれる可能性が高いので，ぜひ自分の手で取り組んでください．特にはじめのうちはやればやるほど成果が上がります．PDCA を回しながら，効果的なサイトをつくり上げることができるでしょう．

　HP 作成に関しては HP 会社に作成を頼みました．ワードプレスで作成をしてもらったので，作成後はどんどん自分でページを作っていってホームページを強いものにしていきました．Google 検索で調べれば，SNS ボタンの設置，ページ内ジャンプ，目次作成など意外とコピペのみでコードを書くことができるのでかなりの部分まで自分で改良を加えることができます．

　ホームページ会社と話をしていくうえで，ある程度知識を身につけてから話に行くことをお勧めします．外来でもあると思いますが，医学知識のある患者さんとない患者さんだと対応が変わることがあるかと思います．知識をもっていた方が相手側も手が抜きにくいものです．専門家レベルまで勉強する必要はありません．少し学ぶだけで相談できる内容やレベルがグッと上がるはずです．

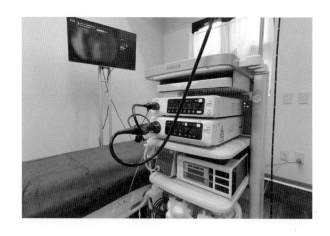

 JCOPY 498-04890

(B) 無料・有料さまざまなのものをフル活用する

「Google マイビジネス」「Yahoo！プレイス」など，無料で活用できるものはフル活用しましょう．また各種ポータルサイトは全部登録しましょう．無料なのに活用していないクリニックもたまに見かけます．それは実にもったいないことです．地味だけど当たり前のことを実直にやる．それがインターネットで効果を出すうえで重要です．登録・運用していくうえで正しい情報を常に更新していくように心がけましょう．古い情報はインターネット上では良くない情報と認識されてしまいます．私自身 Google マイビジネスの更新を定期的に行っています．

またインターネット広告も大事になります．当院では Google 広告，Yahoo 広告，Twitter 広告などを出しています．今後は YouTube 広告も大事になってくると思います．広告の運用は私自身が管理している部分とアウトソーシングしている部分があります．大きな成果につなげていくためには専門家に任せていく方が良いかもしれませんが，現在の医療業界では他の業界に比べて競争が激しくないので，インターネット広告の基本を理解するために，最初はご自身でやってみることをお勧めしたいと思います．

(C) Google に頼りっぱなしにならない

インターネットの世界では Google に嫌われると全く検索結果に表示されなくなってしまい，集患に影響が出てしまいます．Google に嫌われても影響が少なくなる様に対策しましょう．先ほど挙げたインターネット広告は自然検索より上に出てくるのである意味では対策になるかと思います．しかし一番の対策は口コミです．開業する場所や科目によっては口コミを得られにくいこともあるかもしれません．当院の場合には地域での口コミを大事にしたいと考えています．そのためには普段からの医師・クリニックメンバーの対応・行動の積み重ねが反映されてきます．インターネットとの距離感をうまくとっていくためには，インターネット外の事にも力を入れていく必要があるのではないでしょうか．

(D) 小括

　いずれも私が実際にやって効果を発揮した施策です．クリニックの状況に合わせて，ぜひ活用してみてください．インターネットの成果は日進月歩です．当時の私の方法が今は通用しない事も十分ありますので，ご自身でぜひ調べて実施してみてください．

④ クリニックメンバーの立場に立ったマネジメント術と経営をしてみてぶつかる壁

(1) マネジメントの視点と考え方

　雇われている人視点．それが私のマネジメントの基本です．

　私もかつては雇われの身でした．その中で嫌な思いもして，開業医になっています．たとえば，勤務時代，病院に勤めているのに医療費が掛かったり，理解のできない福利厚生があったり，承認のフローが煩雑だったり，違和感を覚える点が多々ありました．なので，自分がやられて嫌だったことは忘れずに，同じ過ちはしないでおこうと心に決めてマネジメントをしています．1つ大事なことですが，あくまで自分が嫌なことであるので，他の方が嫌に思うかどうかはわかりません．またその逆もありますので本当の意味での相手目線になるように努力をしています．

　当クリニックのクリニックメンバーはとても優秀で良い人たちばかりです．正社員のオープニングメンバーは昔の職場関係から集めました．そのため，ある程度，メンバーの人となりを知っていました．それでも働き始めたら，別の印象を見せることもあります．しかし，それを失敗だとは思っていません．むしろ，そうしたギャップは十分にありえるものです．だからこそ，地道にコミュニケーションを重ねて，信頼関係を築くことが重要なのではないでしょうか．

　私は開業に向けて，コミュニケーションの技術を磨いてきたわけではありません．というよりも，口で話すのは苦手です．マンツーマンの関わりも得意ではありませんが，できる限りクリニックメンバーの話を聞いています．

逆に話すときは，その人が大事にしていることを私も大事にしながら話したり，その人のことを思った話し方をしたりといった点に気を付けています．院内チャットで思いや考えを伝えることも多いです．ボーナス支給や年越しなどの際，私の気持ちをまとめて，一人ひとりのクリニックメンバーに個別の内容を書いて渡しています．

　また，それぞれの強みが発揮しやすいような環境を整えています．同じ職種であっても，仕事への取り掛かり方は同じではありません．コミュニケーションが得意なクリニックメンバーは患者様からスムーズに症状を聞けるでしょう．一方で，コミュニケーションが得意でないものの作業が早いクリニックメンバーもいると思います．どちらがいいというわけではありません．個性があるからこそ，業務に対するアプローチが違うだけです．ですので，一人ひとりの個性を見つけて，得意を生かした仕事ができるようにサポートしています．同時に，自分の力が発揮しやすい業務もつくっていきたいと思っています．物作りが得意なら各種制作を任せ，写真が好きなら写真の撮影をお願いするといった具合です．

　また，私は無闇やたらに仕事を投げることをしません．私自身，無用な仕事を投げられるのが何よりも嫌でした．強みを生かした仕事をつくり，それを発揮できるような仕事の仕方をしてもらった方がよいと考えています．

(2) クリニックメンバーへの承認のあり方

　開業までにさまざまな勉強をして準備をしてきましたが，開業後にすぐにぶつかった壁があります．中でも最も苦戦しているのがクリニックメンバーへの承認です．開業をすると，医師としての仕事より，経営者としての仕事の方が圧倒的に多く，開業前には見えていなかったことも少なくありません．私自身，開業をしてから自分が思っている以上に何も見えていなかったことを痛感しました．医師のとき，承認する必要はほとんどありませんでした．研修医や看護師に対して，何か指摘・指示をすることはあっても承認することはあまりありません．つまり，人を褒めてきていないということで

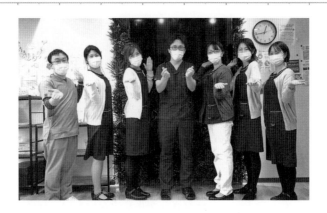

す．承認に関しては，初心者に他なりません．

　現在心がけていることがいくつかあります．まずクリニックメンバーが何か提案をしてくれたとき，一回受け止めるように心がけています．また一人ひとりのクリニックメンバーをしっかりと観察して，何か承認できることがあったら迷わずに伝える姿勢を大事にしています．しかしその時は受けとめているつもりでも振り返ると受け止められていないとき，そもそも受け止めることを忘れてしまっているときが多々あります．実際日頃の業務の中で，承認をされていないと言われることもありますし，自分でもうまくできていないと反省をすることも多くあります．まだまだ修行中の身です．

　もうひとつ心がけていることは，承認する際に，本人がして欲しい承認をするより，私の目指すクリニックとして承認をしたいこと・すべきことを探しだし，相手に響くように承認をするということです．承認をする目的としてはクリニックメンバーのモチベーション・パフォーマンスの向上ですので相手に響かないと意味がないです．また，承認は後押しにもなりますので，クリニックの方向性と違う承認をつづけることは組織の成長を考えたうえで良い方向に働かないのかなと感じます．相手の事を否定するわけでも認めないわけでもなく，いろいろと考え・行動してくれたことにまずは感謝をしたうえで，適切な承認を繰り返すことによって，クリニックとメンバーを良い方向に導いていければと考えています．

JCOPY 498-04890

5 コミュニティーの存在

　勤務医時代，同じく医師である妻から梅岡比俊先生と愛知県の「柊みみはなのどクリニック」の内藤孝司先生の共著『グレートクリニックを創ろう！』を紹介してもらって読みました．その中にたまたま M.A.F 立ち上げのお試しセミナーのチラシも入っていて，興味を抱き参加しました．開業するかどうか決めていないし，勤務医時代のセミナーでは考えらない額の入会金が必要でしたし，入会は本当に悩みました．悩みに悩んだ末，妻の後押しもあって思い切って M.A.F に入ったのはまだ勤務医だった頃です．

　結論から言うと M.A.F には早い段階で入っておいて良かったと思っています．

　M.A.F には偉そうにお話される先生がいません．開業医のコミュニティーに開業するかどうかもわからない若造が紛れ込んでいたにも関わらず，本当に親身にいろいろなことを教えていただきました．こうしたタイプの先生方に出会えることは医師会や大学，病院の付き合いのみではまずありえない事です．

　開業を成功させるには，非常に大きな力が必要です．いくら準備をしても開業してからわかることもたくさんあります．開業前に開業医の先生のリアルな話をきくことで，大いに刺激をいただきましたし，かなりの悩みの解消ができました．開業後はしっかりと悩みを共有できる先生方がいることがとても心強いと感じます．M.A.F の定期的な集まりでは，馴染みの先生にお会いすることで3カ月たまった心の汚れが綺麗になるような感覚があり，翌日以降の診療や経営に向けて大きな活力をいただいています．

　MAF に限らず，世の中には普通に勤務・開業していては気が付かないさまざまなコミュニティーが存在しています．相応の金銭的対価・時間対価を支払い，自ら飛び込むことで今までと違った価値観・人脈と出会うことができます．そのようなコミュニティーに参加することが開業のみならず人生を加速させるための大きな推進力になることを自身の経験で知りました．これ

から開業をされる先生方をはじめ，皆さんにそのようなコミュニティーを探されることを強くお勧めいたします．

　私の場合は，M.A.F に入会したことで梅岡先生とご縁をいただき，分院とは異なるフランチャイズという形式での開業ができました．医科業界では初めての試みですので，今後どのような形を作っていけるのか，非常に楽しみなところです．

⑥ これから開業を控えている先生へのメッセージ

　最後になりますが，もし私がクリニックの開業を相談されたら，まず「今すぐ病院を辞めた方が良い」とアドバイスします．勤務医の先生には時間がありません．なので，勤務医と開業医の間に時間を置けない方もたくさんいます．ですが，その間に 1 年でも 2 年でもぜひ期間を設けてください．私自身，1 年間，一般企業で勤務して幅広い視野を得ることができました．客観的に医師という仕事を捉えることができたのです．

　医師以外の何かをやりながら開業の準備をした方が世界は広がります．医師の世界はとても狭く，外の世界の方がはるかに大きいのです．その広い世界を開業前に見ておくべきでしょう．開業してからは忙しくなるのでなかなか見ることができません．

　時間があると，いろいろと吸収をすることができます．たくさん本を読めたり，開業コンサルタントの言いなりにならなかったり，知り合いが増えたりと，そのメリットを挙げたらきりがありません．特に異業種との繋がりは開業後にも役に立ちます．準備期間は時間を取れるだけ取ることをお薦めします．時間が取れないなら，今すぐに病院を辞めてしまいましょう（笑）．

　短い開業生活のなかでの少ない経験ですが，先生方の今後の開業に少しでも参考になれば幸いです．最後までお読み頂きありがとうございました．

子育てと医師の両立から始まった
女性が働きやすいクリニック

医療法人みなと　港みみ・はな・のどクリニック

荒木 幸絵

キータグ	外部専門家の活用	ライフワークバランス

クリニックプロフィール

専 門 科	耳鼻咽喉科
開 院 年	2014 年 10 月
地　　域	愛知県名古屋市港区
スタッフ人数	(医師　常勤 1 名, 非常勤 7 名, 看護師　常勤 1 名, 非常勤 3 名, 事務　常勤 5 名)
分　　院	なし
理　　念	1, 医療を通じて, 地域の人や関わる人すべてを笑顔で幸せにするよう努める 2, 変化を恐れず, 柔らかい心, 素直な心で物事に取り組む 3, 常に成長を心掛け, 自己研鑽に励む 4, 夢を持ち, 夢の実現のために努力できる 5, 人を受け入れ, 自身を省み, 感謝の気持ちを持ち続ける

はじめに

経済的な自立なくして精神的な自立なし.

　実家が自営業だった影響もあるのでしょうか. 物心ついた頃には, その言葉が私の頭の中にあったように思います. そして人生のさまざまな経験を通して, 一生勉強し, 続けられる仕事として医師を選びました.

　現在, 人生 100 年時代です. まさに一億総活躍社会で, 男女問わずに働き続ける意識が必要です. そしてそれを実行する場を自身で作ろうと決意し, 2014 年 10 月 2 日, 「港みみ・はな・のどクリニック」を開業しました.

　当クリニックは, 名古屋市の南端, 名古屋港から歩いて 5 分の場所です.

周辺には，名古屋港水族館やレゴランドなど，全国的なレジャー施設がある一方，下町情緒溢れる昔ながらの港町の雰囲気も残しています．そうしたエリアで耳鼻咽喉科と小児科の2科体制で診療を行っています．

　当院は，常勤医は私1名，非常勤医師7名，スタッフ9名（産休，育休中2名）で現在は運営しています．

　規模の割に医師数，スタッフ数が多い理由については後々述べさせていただきます．

　開業をして感じるのは，自営業と女性の働き方の親和性はとても高いということです．勤務医時代，仕事と子育てをどう両立していくかに常に悩んでいました．先輩の女性医師に話を伺ったり，他の子育てをしながら働いている方にアドバイスをもらったり，本を読んだりといつも模索し，悩んでいました．そして悩み抜いた末に，ぼんやりと描いていたクリニック開業を実行することに決めました．

　そうした背景があるので，私が目指しているのは女性が活躍できるクリニック作りです．スタッフには続けるにしろ，辞めるにしろ幸せであってほしいと思っています．当クリニックの場合，おめでたで退職していくスタッフがとても多いです．退職した後，遊びにきてくれるスタッフやもう一度働きたいと言ってくれるスタッフもいます．

　"人に見せる人生を送ってはいけない．失敗しても良いから自分で決めた人生を送りなさい"．気がつけば，母が折に触れて言っていたことが頭をよぎります．自分で決めた分，失敗もたくさんあります．しかし，同時に自分で選ぶからこそ味わえる，素晴らしい喜びや感動もありました．今回は，その過程で得た経験や知見についてお話したいと思います．

① 開業前

　働きたいけれど，働けない．女性の場合，キャリアを設計するとき，どうしてもライフイベントと仕事のバランスを考えないといけません．しかし，その二つを両立させることは想像以上に難しいことです．実際，私もその両

立で大変な苦労を経験しました．現在も偏りがあり，両立しているとは言えない状況かもしれません．

(1) 病院勤務時代

　大学卒業後，私は愛知県の北部に位置する，春日井市民病院に勤めます．当時，大学病院を飛び出して，市中病院で研修期間を過ごす人はそれほど多くありませんでした．けれどもいろいろな科での実践的なスキルを身につけたいと思っていた私は，思い切って飛び出しました．そして，関連病院の中から，症例数が多く，指導に熱心な上司が当時みえた春日井市民病院を選びました．

　その後，別の病院に勤務をしますが，結婚や出産と大きなライフイベントを迎えます．その後，子育てをしながら非常勤で大学の耳鼻咽喉科外来で勤務したり，専門医試験に合格したりと，やれる範囲内で精一杯のことをしました．

　しかし，なかなか思うように働くことができません．私自身，専門医試験に合格したことで耳鼻咽喉科という分野の面白さにあらためて気づき，より学んだことを生かして仕事をしたいと今までよりも強く思うようになりまし

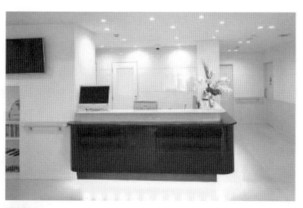

●受付
受付横に AED を設置しています．

子育てと医師の両立から始まった女性が働きやすいクリニック（荒木　幸絵）

File 2

た．けれども臨床経験を積もうとしても，子育てから手が離せません．両立
ができるように近くの病院に転職する手もあるでしょう．そうした候補があ
れば良いのですが，近所に赴任できる関連病院はありませんでした．子ども
を保育園に預け，実家の手伝いがある比較的恵まれた環境でもこの有様でし
た．夫婦だけで子どもを育てている方の場合，状況はもっと深刻なのではな
いでしょうか．いずれにせよ，キャリアと子育てをどう両立していくか，大
きなジレンマに陥ってしまいました．そして考えもネガティブな思考になっ
てゆき，自分でも悩むことが一番の仕事なのではと感じていました．

"何のために医学部に入ったのだろう？医師になったのだろう？"こんな
に勉強したり，仕事したりしなくても良かったのではないかと今から考える
とあり得ないほどのネガティブな感情が自身の内に渦巻いていました．

今から振り返ると，子どもを育てながら，当直がなかったり，リスクを背
負わなくて良かったり，それでいて給料がもらえたりしていたので，とても
ありがたい環境だったと思います．耳鳴り外来をはじめ，さまざまな基幹病
院での診療を通して，たくさん勉強もさせて頂きました．それでも子育てと
仕事をどう両立していくかという悩みは消えません．悩みが悩みを生んで，
どんどんと負のスパイラルに嵌ってしまいました．

(2) 柊みみはなのどクリニックとの出会い

大きな変化を迎えるのは長男の出産後です．長男が生まれてからご縁を頂
き「柊みみはなのどクリニック」で勤務することになります．それまでは大
学病院か基幹病院で働いていたので，クリニックで勤務するのは初めての経
験です．そこで理事長の内藤孝司先生からクリニック経営とは何かというこ
とを学びました．

勤務初日の印象は"勤務医と開業医は全く別な仕事なのだろうか？"とい
う感動でした．

開業医と勤務医は全く違います．そもそもクリニックは患者様との距離が
とても近いです．それにただ病気を治療すれば良いわけでもありません．大

学病院や基幹病院よりは軽症の患者様が多く，診療自体の負担感は軽くなるかもしれません．しかし患者様の生活状況や家庭環境などの背景もより深く考えて，一人ずつ診察する必要があります．クリニックへの通院は患者様にとって生活の一部です．だからこそ，その背景を感じ取った治療や生活上のアドバイスをしたり，患者さんや保護者の方の気持ちを汲み取ったりしなくてはいけません．それは今もブログや院内掲示での発信で，ささやかな隙間のような悩みや病気の予防法などを患者様に発信して伝えてゆくというスタイルにつながっています．

　また，内藤理事長からは理念の大切さをはじめ，行動力やスタッフ教育などさまざまなことを勉強させていただきました．今も，要所要所でアドバイスをいただいています．クリニック経営に欠かせない的確な助言をくださるので感謝が尽きません．

　柊みみはなのどクリニックでの勤務を通して，医師としての仕事がさらに面白くなりました．同時に，自分も開業をして，患者様に身近な存在として診療をしていきたいと思うようにもなります．

　そんな私に大きく決断を迫る出来事が起こりました．来年は長女が小学一年生に……いわゆる"小1の壁"です．

② とうとうやってきた"小1の壁"

(1) 開業による子育て面でのメリット

　「小一の壁」は，文字通り，働く親にとっての大きな壁です．

　小学校に上がると，保育園のように夜間の延長保育がありません．加えて，入学後1カ月間は給食もなく昼前に帰宅，集団登校への付き添いやPTA活動もあります．ということは，今まで以上に子どものそばにいないといけなくなるのです．"保育園は有難くて，仕事ができる期間だった"という声もよく聞かれて，それを想像するだけで，悩みが悩みを生む循環に入っていました．それまでも金曜日の夕方診療には，シッターさんに保育園に2人の子どもを迎えに行ってもらい，作り置きしたご飯を食べさせもらっ

ておいた後に帰宅という生活を送っていました．下には長男がいます．長女を乗り切ったとしても，すぐにまた同じ問題がやってくるでしょう．場当たり的な方法では解決ができません．

　一方で，私の実家は自営業です．1階が店舗，2階が私たち家族の住宅と会社の事務所，社宅，そして3階が祖父母宅という環境で育ちました．だから，物心がついた頃から，深夜まで働く祖父母や父母の姿を見ています．女性も働くことが当たり前だったのです．"働きながら子育てをする" "仕事場の中に子どもたちがいる" という状況が自然だと思っていました．

　そこに思い至ったとき，開業をすることで医師という仕事を続けながら子どもを育ててゆけるのではと思ったのです．そうなると，開業の良いところが次々に出てきます．勤務医をしてるときは，"子どもが熱を出したらどうしよう．行事の時はどうしよう" と悩んでばかりいました．朝8時に初めて行く病児保育に0歳代の子どもを連れてゆき，8時半から外来という綱渡りの状況のこともありました．しかし，開業をすると自分のクリニックに連れていって寝かせ，様子を見ながら診療をすることも可能です．また，授業参観や運動会のときは，勝手ながら休診や代診にし，観に行くこともできま

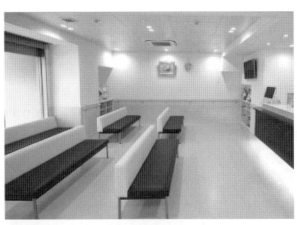

●待合室
毎日4回の掃除，空気清浄機で感染予防に努めています．

JCOPY 498-04890

す．私が求めていた環境が開業すると実現できると考えていました．

　現在も当院で働くスタッフやドクターの方々にも可能な限り都合をつけ，お子さんの行事には参加してもらっています．しかし参加したいと思うイベントには個人差があり，急にたくさん休む方もいれば，休まずに頑張る方もいます．特にドクターに関しては，患者様が困り，診療所運営が立ち行かなくなるような事態が起こったこともあり，現在は大部分の方が常識的だと思う範囲内でルールを決めて運用しています．

(2) 立地の検討・決定

　話を本題に戻します．ならば開業医としてやっていこう．そう心に決めて，2014年10月に「港みみ・はな・のどクリニック」を開業しました．もともと性格的に勤務医よりも開業医の方に向いていたのかもしれません．

　決められたことをやるのはどうも苦手だったこと，実家が自営業だったこともあり，恐さもあまり感じず，すんなりとスタートを切ることができました．

　開業したのは子どもの学区内です．小学校と祖母の家とクリニックがそれぞれとても近い距離にあり，子どもでも徒歩で行き来しており，学区内に作ることで子どもが一人になりません．クリニックの中には私の部屋に子どもが過ごせる場所を作りました．ですから子どもがクリニックに来たときは患者様を診察しながら，空いた時間で子どもの勉強を教えたり，話を聞いたりもしています．

　開業前，3つの業者に診療圏調査をお願いしました．結果はいずれも最悪でした．予想患者数1日7人を見た時には，決意が揺らぎました．川や幹線道路は患者様の分断地区だと言われています．当クリニックの場合，東西が川で南は海です．クリニックの経営には全然向いていない土地だったのです．それでも総合的に考えたら，私にとってはベストな土地で何とかなるのではと開業を決めました．

　クリニックが入居するビルのオーナーは母の友人です．開業を考えている

とき，オーナーさんの方から声をかけてくださいました，うちのビルが空いているけどどうかな，と．いざ入居すると揉めることもあるので，大家さんの人となりを知っている方が開業後安心である点や，女性ばかりの職場ですので大家さんのご家族が上に住んでおられることも安心して入居を進められた点でした．

　知り合いの中から良い物件がスムーズに決まっただけでなく，良心的な価格で貸してくださったのは本当に幸運だったと思います．

❸ コンサルタントに力を借りるタイミング

　開業することは簡単です．

　これから開業を控えた先生が聞くと，驚くかもしれません．ですが紛れもない事実です．極端な話，「開業をしよう」と思ったら数カ月から1年後にはできるのではないでしょうか．業者さんも助けてくれますし，銀行もお金を貸してくれます．大変なのは開業後です．開業前にはなかなか気づきませんが，開業してからの試練の方が大きいのではと思っています．

(1) 内装工事をめぐるトラブル・留意点

　しかし開業前にもいくつかのトラブルがありました．

　一番大きな点は，オープン前の内装工事でした．医療機器を設置し，電源を入れたらヒューズが飛び使用できなかったこと，図面通りの家具が搬入されなかったことなど，本当に色々ありました．担当設計士はクリニックを設計した経験があるという話でしたが，おそらく経験不足だったのではないでしょうか．

　結果，設計料を全額返金してもらい，そのお金で修繕工事を行い，内覧会前日に工事が完了しました．

　クリニック開業・経営にあたっては，経験豊富な設計事務所や設計士さんとはうまく関係性を築いて，知恵をお借りしてトラブルが起きないようにマネジメントできた方がさまざまな意味でスムーズかと思いますし，設計士と

しての技術がしっかりとあるかどうかも見極めるべきです．工事のやり直しとなると，開業日なども後ろ倒しになり，損失が出たり，仮診療所を立てて診療を行ったりと，経済的にも相当な損失が出るので，慎重に計画をし，進捗状況を常に確認することをお勧めします．

　私の場合，幸運なことに建築会社の監督が良心的な方で，率先して手直しをサポートしてくれたのです．その監督との関係は今も続いていて，時折，クリニックの修繕などをしてくれています．

(2) 開業時のコンサルタントの要否

　開業前から，開業のためのコンサルタントを入れる先生もいますが，私は開業後も税務を担当してくださる医療に特化した税理士事務所にお手伝いを依頼しました．開業のみのコンサルタントでは，さまざまな業者を紹介してくれるだけのケースも多く，そこに大枚をはたく必要はないかと思っていました．開業時はお金が動くポイントだと知っているので，悪質な噂を聞くこ

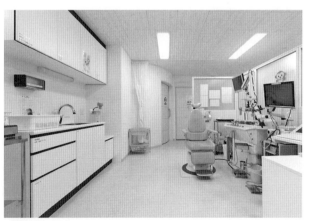

●内装デザイン
内装には，白とクリニックカラーのピンクで統一しました．
耳鼻咽喉科は器械音や子どもさんの泣き声が響きやすいので，少しでも柔らかな雰囲気が作れたらと思っています．

ともあります．業者選びのポイントは，開業後も付き合えるかどうかです．その軸を持って，しっかりと関係性を築ける業者を見つけることができたら開業自体はスムーズにいくのではないでしょうか．

　なお，開業後にはコンサルタントの力を借りました．やはり経営をしていく上で仕組作りは欠かせません．「1 から 2」はある程度自分たちでも進んでゆけますが，「0 から 1」にするのは大きな労力を伴います．また，私は診療後にすぐに帰宅し，子どもたちとの時間を過ごすと決めていたので，より時間が欲しいと常日頃から思っていました．ノウハウを知っている人に頼むと，変化のスピードが上がります．すなわち成長スピードが違うということです．それは次章の「ヒト・モノ・カネ・情報」の情報に対する考え方に凝縮されています．

④ 時間が大事！情報はお金を出して買っても良いのでは！

(1) はじめに

　ヒト・モノ・カネ・情報．

　これが言わずと知れた，経営に欠かせない 4 つのリソースです．中でも重要なのが情報だと思っています．ここ最近の情報の量と拡散スピードは昔の比ではありません．莫大な情報が猛スピードで世の中を駆け回っているのです．日常診療を行いながら，それをキャッチアップし続けるのは並大抵のことではありません．

　一方で，実は本人の能力にはそれほど違いはないのではないでしょうか．だからこそ，知っているか知らないかで物事の結果が大きく変わる時代です．なので，情報はある程度はお金で買わないといけません．国家レベルでも諜報活動をやっているくらいですし，日々私たちが何気なく行っている読書やインターネットでの調べ物もその一つです．開業医が情報を買うとは，文字通り，最新情報を教えてもらったり，コンサルタントにお願いしたり，セミナーに行ったりするということです．私は開業後，すぐに情報の重要性

に気づかされました．また男性の先生方は飲みに行ったり，ゴルフに行ったりする中で，さまざまな情報を手に入れており，女性でなおかつ子どもがいるとなかなか当たり前と思われる情報も手に入れられないこともわかりました．

(2) 開業と問題の発生

(A) 開業時の規模

　当クリニックはスモールスタートでした．告知は新聞の折り込みちらしと簡易的なホームページで行いました．最初の方の患者様は近所の方やママ友などです．ですから初年度はそれほど患者様が多くありませんでした．スタッフもそれに合わせて最小人数でした．開業当時は常勤事務が1名，パートの看護師が4名で，母と夫がサポートをしてくれました．のんびりとした等身大のスタートです．それでもスタッフのマネジメントなど数々の問題が起こりました．

(B) オープニングスタッフをめぐる経験・考え方

　開業前，半年でオープニングメンバーがいなくなることも珍しくないと聞いて半信半疑でしたが，周囲の先生にお伺いしても多々あるようでした．当院でもオープニングメンバーで残っているのは事務スタッフ1名，看護師が1名だけです．しかし，このメンバーがそれぞれの持ち場のリーダーとなり，今のクリニックを支えてくれています．

　そもそもオープニングスタッフに応募してくる方の中には，忙しくなったら辞めようと決めている方が一定数います．それに開業したばかりのクリニックは人間関係ができておらず，ルールもなく，患者様も少ないので盛業中のクリニックに比べたら楽なようです．かたやクリニックとしてはオープニングメンバーなので，決まった数のスタッフを採用せざるを得ません．またクリニック側も採用基準も明確でなく，採用面接にも慣れていません．経験があることや自宅が近いことなどを優先し，少し違和感があっても，その違和感に気が付かず採用することが多いです．あえてオープニングを狙って

応募をする方も少なからずいるようです.

　私は,その話を友人から聞いていたのですが,きっと大丈夫と安易に考えていました.自営業をやっている親も「人は辞めて,いつも足らなくなるものだ」と言っており,会社のスタッフが辞めた後は家族でやりくりして,穴埋めをして,新しいスタッフを待つということの繰り返しだったそうです.だからこそ,続けてくれるスタッフは本当に貴重で,開業期から支えてくれているスタッフには感謝の念がつきません.

(C) クリニックの成長に伴う停滞

　話を戻しましょう.当時は今よりもさまざまな問題が起きていました.ある程度は労務の問題で専門家に依頼し,解決してゆくことができました.

　しかし一番の問題は,クリニックが成長し,患者様のためになる提案にしり込みをして,なかなか進まないことでした.たとえば,「予防接種の件数の枠を少し増やしましょう」「予防接種の当日枠を作りましょう」と伝えても「今,すでに忙しいので無理です」と言われたり,私自身がそのような空気を感じ取ることもありました.しかし,子どもの成長に予防接種が重要ですし,働く保護者の方から見れば,今日時間が空いていて,子どもの体調が

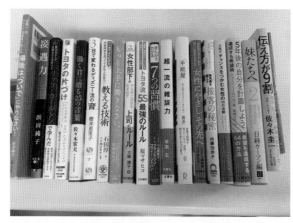

●スタッフルームに読んで欲しい本,読みたい本を常備し,年に数回読書感想文を書き,皆で共有しています.

良いから接種したいと思うことも多いです.

　子どもたちを連れての通院は本当に重労働で，帰宅してからげっそりと疲れることを経験しているので，一度に済むならお願いしたい気持ちが十分に理解できるのです. またお子さんが予防接種を受けてさえいればという病気になり，後遺症が残ってしまったら，後悔してもしきれません. ですから当クリニックではホームページや院内掲示などを活用して予防の大切さの啓蒙を行っています.

　私の妹も2歳の時に麻疹による脳炎で2カ月間入院して，何とか一命を取り留めたこともあり，生活の一部としての予防の大切さを発信してゆくことは今後もクリニックの仕事の一部として行っていきたいと強く思っています.

　あと少しだけ頑張ってみようと伝えても，ここまでと仕事を線引きしているスタッフにとって，新しいチャレンジはなかなかの難関のようです. それが少しのことだとしてもクリニックの経営という観点でみたら，大きな問題です. 私自身がそこに労力を割かねばならず，やる気のある他のスタッフのモチベーションも下がることになります.

　どうやって課題を解決しようか. そう悩んだ私は，積極的に外部の力を借りることにしました. 問題が起きている原因は仕組みがないからです. しかし，ゼロから自分で作るとなると時間がかかり過ぎてしまいます. 何といっても，情報の収集から始めないといけません. そこでクレドメディカル（開業後コンサルタント），税理士事務所，そしてM.A.Fの力を借りることになります.

(3) 外部リソースを活用した改善
(A) クレドメディカル（開業後専門コンサルタント）

　開業して半年後に耳鼻咽喉科を主な顧客とするクレドメディカルという開業後の専門コンサルタントにコンサルティングを依頼しました. 当時，さまざまな悩みを一人で抱えており，内藤先生にクリニックの運営について相談したところ「自分一人で悩んでいても適切なゴールに辿りつかないから，早

く専門の業者の力を借りた方がいい」とのアドバイスを頂きました.

　このコンサルタント会社は，医療に特化したコンサルティングを行っていて，院内の仕組みを作ってくれています.当クリニックもスタッフのオペレーションや患者様の導線作り，マーケティングツールの作成，ホームページのリニューアル，人事評価システムの構築など多岐にわたり力を借りました.1カ月ごとの数値管理もしてくれたり，医療業界の新しい情報も提供してくれたりするので，俯瞰的な視点を持ちながらクリニックの状況をスムーズに把握することができます.また私自身が，さまざまな本や勉強会で得たアイディアを形にして，院内に仕組みとして落とし込み，スタッフとともに会議をしながら，診療に生かしてくれています.

　現在の仕組みができ，診療所運営がスムーズに進み，スタッフと積極的にコミュニケーションを取ってくれることなど一人ではとてもできないことをやっていただき，大変感謝しております.また"女性医師採用について"の発表も行ったこともあり，学びながら発信する機会をいただき，考えをまとめる機会を頂いたことにも感謝しています.

(B) 税理士事務所

　開業の頃からお世話になっている，税理士事務所です.税務や財務だけでなく，人事労務もサポートしてくれています.

　クリニックを立ち上げる際は，ぜひお金を払ってでも，院長とスタッフの間の折衝役に入っていただくと良いかと思います.事務長として信頼できる看護師やパートナーがこの役割を行っているクリニックも多いと思います.私にとってはとてもうらやましいことなのですが，なかなか私の状況では難しく，当院は労務にも精通した税理士さんにお願いをしています.何かスタッフに問題があっても，いつも一緒に仕事をしている私が理解しきれていない法律などを片手に，直接言うと角が立ちます.お互いに感情的になってしまう可能性も高いです.ですが，間に人が立つと冷静に状況が理解しやすくなり，状況の改善がしやすいかと思います.そこにお金を掛けるメリットの大きさは測りしれません.依頼している税理士事務所は問題があるスタッ

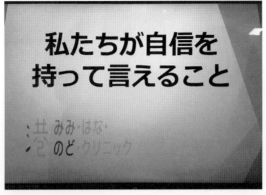

●掃除，挨拶，向上心
スタッフ自身が習慣化して，行動のベースにする
決め事と考えました．

フへの対策や常識的な職場での行動指導もしてくれるので，感情的にならず
課題解決が図れる環境を作ることができています．

　また，スタッフの人数が増えると労務管理が大変になります．外部の力を
借りられるなら，積極的に借りた方がいいと思っています．

(C) M.A.F

　私はM.A.Fの一期生です．もともと内藤先生と梅岡比俊先生が『グレー
トクリニックを創ろう！』という共著を出版されていたので，梅岡先生のこ
とをずっと存じ上げていました．そのため，出版記念講演会に参加し，キッ
クオフミーティングでM.A.Fの存在も知ったときもすぐに入会を決めまし
た．開業して3年目の頃でした．当時，まだクリニックが安定しておらず，
資金に余裕もありませんでしたが，少しでも優秀な先生方とお近づきになり
色々と勉強したいと思い，思い切って飛び込みました．

　M.A.Fに入ってから得た経験や知り合った方々は，私自身の考え方を大
きく変え，開業医生活を含めた自分の人生を楽しむことができるようになっ
たと思います．コンサルタントに経営上のノウハウを教えてもらい，ある程
度の仕組み作りはでき，クリニックをどのようにしていきたいのか，自分が

どのように生きていきたいのかと考える時間が持てるようになりました.

　それまでは，日々の仕事に追われ，帰ったら疲れて寝込んでしまい，週末も寝ているだけで，子育てどころではない状況が続いていました．幸い完治したものの，ストレス性の病気にもかかり，一体何のために開業したのかもわからなくなっていました.

　M.A.F に入り，私よりも数段忙しく，事業展開をしながらも，人生を楽しんでいる先生方と知り合い，そのマインドに触れ，私にもできるのでは？失敗を怖がり過ぎずにやってみよう，周りの人を巻き込んで，大切にしていこうと改めて感じています．また，M.A.F には全国各地での開業医の先生がそれぞれの先生が壁にぶち当たったとき，どのように対処したかといった生きたノウハウを得ることができ，解決してゆく過程のマインドなどさまざまな学びを得ることができます.

　私は M.A.F で大いに刺激を受けて，新しいことにチャレンジをするようになりました．まだまだ伝統的な業界なので，今までは自分の殻に閉じこもり，目立たないようにやってきました．しかし，「人生は一度きりなので，もっと考えや思いに基づいて行動をしていこう」，M.A.F に行きだして，そう強く思えるようになりました.

⑤ 理念が誕生し，新しいクリニックの形へ

「"掃除，挨拶，向上心" の３つを大事にしています」.

　2020 年の年頭に開催した６周年パーティー．その席上で，スタッフがそう発表してくれたとき，胸がいっぱいになりました．掃除，挨拶，向上心とすべて成し遂げることができると，気持ち良く過ごせますが，続けるのは難しいことです．簡単なようで，なかなかできません．スタッフの成長を感じ，その日は私にとって本当に感動的で喜ばしい１日になりました.

　採用の入り口管理はとても重要です．それをするだけでスタッフの質がぐっと上がります．実際，当クリニックも理念を作って入り口管理を行うようになってから，皆で同じ方向を向いて少しずつ成長できるようになったよ

うに思います．

　理念が出来上がったのは開業3年目です．クリニックの仕組み化を実現し
ながら，現在も大活躍中のママさん小児科医との運命的な出会いを果たし，
近所の基幹病院の耳鼻科医師に応援をお願いし，耳鼻咽喉科の女性医師に平
日午前の診療をお任せするなど，徐々に体制を整えることができました．そ
のお陰でクリニックの経営もだいぶ軌道に乗ります．

　一方で，クリニックの方向性と違う人たちが条件だけで集まってくる状況
を変える必要もありました．理念があれば，それがクリニックの基準になり
ます．理念に基づいたクリニックの風土ができると合わない人を採用しなく
なり，働いてくれるスタッフたちは大切にすべき価値観を再確認できます．

　そこで私自身の考えを整理して理念を作り上げます．次頁が当クリニック
の理念です．

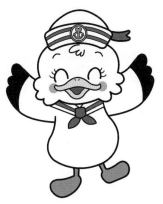

●当院のマスコット"ミーナちゃん"
患者さんのお母さまが考えてくださいま
した．帽子には，私の長女が考えたロゴ
を入れてくださいました．

File
2

子育てと医師の両立から始まった女性が働きやすいクリニック（荒木 幸絵）

当クリニック理念

・医療を通じて，地域の人や関わる人すべてを笑顔で幸せにするよう
　努める
・変化を恐れず，柔らかい心，素直な心で物事に取り組む
・常に成長を心がけ，自己研鑽に励む
・夢を持ち，夢の実現のために努力できる
・人を受け入れ，自身を省み，感謝の気持ちを持ち続ける

　面接のときに上記を伝え，クリニックがどうありたいかを理解してもらうようにしています．理念を掲げ，また採用は現在のスタッフに同席してもらい，皆で採用活動を行うようになってからは格段に，開院当初のようなトラブルは減りました．

　月に1回開催している全体ミーティングでは，理念の擦り合わせも行っています．同時に，クレドメディカル（開業後コンサル）にスタッフ面談をやってもらった後，私と打合せをし，クリニック全体の方向性もチューニングしています．

　理念経営にスムーズに舵を切れたのは，積極的に新卒を採用していたことも関係しているかもしれません．当クリニックに5人いる医療事務スタッフは全員新卒です．4名は医療事務専門学校からの応募でした．また一人は高校時代に当院に患者さんとして受診し，卒業後の就職先として当院を選んでくれました．彼女の中で「港みみ・はな・のどクリニック」が印象の良いクリニックとして，記憶に残っていてとても嬉しいです．彼女は働きながら，休診日に医療事務の学校に通い医療事務の資格取得をした頑張り屋です．

　新卒の採用を始めたきっかけは，オープニングメンバーを募集した頃にさかのぼります．当時，入社してくれたスタッフの中に一人，第二新卒の子がいました．彼女は新卒で別のクリニックに就職したものの水が合わず，数カ月で退職してしまいます．その後，当クリニックのオープニングに応募してくれて，とても人柄が良いスタッフだったので採用しました．開業時，医療事務は彼女一人でしたが，大変な時期を一人で頑張ってくれて，感謝しています．

JCOPY 498-04890

その翌月には，後にリーダーとなるスタッフ，またさらに数カ月後には，結婚出産で今は辞めてしまった中核を担っていたスタッフが入社してきました．医療事務の体制はもちろん，新卒採用や理念経営など，彼女たちがベースになってくれたからこそ実現できたといっても過言でありません．彼女たちもお母さんになり，時々お子さんやご主人を連れて，遊びに来てくれて和気あいあいとした時間をもつことが私の楽しみの一つです．キラキラとした笑顔のお母さんになった姿を見て，新卒の頃から知っている身としては，とても嬉しい気持ちになります．退職した幹部スタッフが，子どもが幼稚園に入るとのことで，パート復帰をしてくれることになり，人生の一時を共にできることに嬉しさは倍増しています．

現在は，小児科医師1名，看護師1名，事務スタッフ1名が産休，育休中であり，パワーアップして復帰してくれるのを待っているところです．

6 女性ならではの環境作り

開業医は自分一人では何もできません．少ない患者様を相手にこじんまりとやっていくのなら話は別ですが，それがやりたくて独立開業をする方はむしろ稀だと思います．全く自分一人で経営するのなら，1日数人から10数人の患者数が限界です．皆さん，大きなビジョンを掲げて独立をされるので，人を巻き込んでいかないとクリニックを運営し，患者様の健康やスタッフの生活などを守ることができません．

任せるのが苦手な人も多いでしょう．特に医師は器用で有能な方も多く，自分で何でもできて，しかも早いという状況になりがちです．たしかに一理あるのですが，開業をしたのなら任せて見守ることにチャレンジしてみてはいかがでしょうか．失敗してもいいから任せることです．私は人にどんどん任せていますが，もしかしたらスタッフは丸投げされたと思っているかもしれません．そこはとても怖くて踏み入れられない聖域になっていますが，向き合うためにも一度聞いてみなくてはと思っています．子どもからは「妖怪ウォッチ」に出てくる"ひとまか仙人"だと言われています（笑）．何でも

人に任せてしまう妖怪みたいと言われるくらい，人に任せてしまっているようです．自分では一生懸命やっているつもりですが，すべてを一人で行って，クリニック運営をしてゆくことは不可能です．経営とは人を介して仕事をする技術ですから．

　私自身，経営者として，医師として，そして家庭人として，3つの顔があります．いずれの自分も一生懸命ではありますが，中途半端な感は拭えません．しかし，ワークライフバランスを大切にし，男性も育児休暇を取得するような時代になり，これからはそれが当たり前となる世の中になってゆくのではないかと思っています．しかし私自身，やはり経営が好きなので，経営については常に考えています．寝ている時間以外はいつも仕事のことを考え，見るもの聞くものすべてをクリニックに何か活かせないかといつも考えてしまいます．患者様のために何ができるだろうか，それを考えるのはもちろんのこと，実際にやった取組みが目の前で成果としてわかることにやりがいを感じています．

　開業してからは，経営の本も読むようになりました．本だけだと机上の空

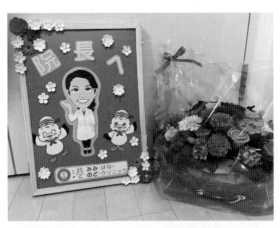

●6周年のパーティでのスタッフからのプレゼントです．中には皆からのメッセージが写真付きで入っており，私の宝物です．

論かもしれません．それでも知っているのと知らないのとでは大きな差があります．最近読んだのは渋沢栄一の『論語と算盤』です．

「道徳経済合一説」は，開業医にも通じます．開業医という仕事は儲かれば良いわけではありません．一般的なビジネスよりも超えてはいけない一線が明確に存在しています．だからこそ，倫理観が必要ではないでしょうか．

また，孫子の「兵法」は経営のバイブルにしています．開業医になると，業者と交渉をしないといけません．患者様の中にはクレーマーもいます．当クリニックでもかつてスタッフについて名指しでSNS上の掲示板に書き込まれたことがありました．言いがかりの域を出ませんでしたが，スタッフを守りたい一心で，弁護士に相談し，何とか解決でき安心しました．スタッフを守るためにも交渉術は学んでおいても損はないのではないでしょうか．

私が一貫して目指しているのは，女性が働きやすいクリニックです．それぞれの職種でプラス１名ずつゆとりを持って雇用し，何かあったとき休みやすい環境作りをしています．私自身が悩みこれまでやってきたからこそ，医療業界で働く女性を応援したいという気持ちが強いです．

すでにお話ししましたが，当クリニックには学生の頃に，私の患者様だったスタッフがいます．実は私も，幼い頃，近所にあったクリニックで女性医師診察を受け，「お医者さんって男の人ばかりでないのだ」と初めて知りました．憧れには人を動かす力があります．当クリニックで女性が生き生きと働くスタッフを見れば，憧れも生まれるかもしれませんし，それに刺激を受けて，医療業界を目指す子どもが出てきたら嬉しいと思っています．

とはいえ，いくら働きやすいクリニックを作りたいからといって，残念ながらすべてのスタッフ希望をかなえることはできないですし，営業利益と働きやすさは相反する点もあります．子育て中の女性が働きやすい時間は，平日昼間に固まりやすく，クリニックが忙しい夕診や土曜に働くスタッフにしわ寄せがいき，あまりに希望を聞いてしまうとクリニック運営ができません．また働きやすさを追究するあまり職場運営ができなくなり，週に数日でもフルタイムで勤務する日を作ったところ，時短勤務をしていた社員たちに

File
2

子育てと医師の両立から始まった女性が働きやすいクリニック（荒木 幸絵）

混乱が起きたという世に言う「資生堂ショック」も起きました．現実的に仕方がないこともあるのです．それでも経営で解決していけるところは解決していきながら，一緒に頑張ってくれる仲間と理想的なクリニックを作っていきたいと考えています．

⑦ これから開業する先生へのメッセージ

「人生の舵取りを人に任せないこと」．

医学部に入って，研修医を経て，勤務医となるところまでは，レールが敷かれており，自分で舵取りをしなくてもある程度は進んでいくことができます．

しかし，開業医になったら，自分の責任で舵取りをし，さらにその結果も自分がすべて負わなくてはいけません．勤務医と開業医では全く違います．そのスイッチの入れ替えをしないと，クリニック運営は難しいのではないでしょうか．自分でも勤務医から開業医になる時が，働き始めてから一番の意識改革が必要だった時期だと思っています．医師は職人的な要素も強い職業ですが，経営は求められるスキルが全く異なるのです．

私は困難にぶち当たるたび，考えることがあります．自分を頼って通ってくれる身近な患者さんのために何ができるか，スタッフのために何ができるか，家族のために何ができるか，そして自分とスタッフの成長するために何をしたら良いか，と．難しい問題が立ちはだかるたびに初心に立ち返り，そうした考えをもとに向き合うと何か道筋が見えてくるように思っています．

これまでの道のりを振り返ると，こうした環境を与えてくれた梅岡先生をはじめ M.A.F の皆様，スタッフたち，家族に感謝の念が溢れてきます．

忙しさの中でついつい感謝を伝えることを忘れがちになってしまいますが，改めて気持ちを伝えなければいけません．

最後までお読みいただきありがとうございます．その感謝の気持ちとともに筆をおきたいと思います．

JCOPY 498-04890

補筆

　2020年春に，新型コロナウィルス感染症が世界中を襲いました．

　当院でも2020年春から考えうる手はほぼ打ってきました．

　2020年4月から5月にかけては，売上が前年比50パーセント減という大きな危機に見舞われました．耳鼻咽喉科2診察体制でお願いしていた先生方に，断腸の思いで休職をお願いし，保護者の方々の要望もあったため，小児科の先生方には感染流行の最中も現状勤務をお願いしました．

　また雇用調整助成金を申請し，医師以外の現在勤務中のスタッフの雇用は全員継続しました．また経営の資金力強化として，さまざまな融資を申請し，終息のみえないコロナ禍で倒産しないための経営基盤を整えました．

　インスタグラムやLINEアカウントなどを開設し，オンライン診療が可能な仕組みを整え，ステイホームで悩まれている患者様に情報を発信できるようにしました．

　マスクや消毒薬不足のため，スタッフ総出で夜中もインターネットで診察に必要な物品も集めました．ストレスフルな毎日の中，さまざまな方の協力や支えがなく，自分一人だけでしたら今日まで診察を続けられなかったと思います．

　これからの時代は，今までとは全く異なった開業医生活が待っているかもしれません．

　それでも先ほどまでに述べさせていただいたことを考え抜いて，必要とされることを行動してゆけば，何かしらの道が開け，何とかこの先の見えにくい時代を生き抜いてゆけるのではないかと信じています．これから開業される先生方も新しい考えをもたれ，ご自身にとって一番良い方向に進んで行けるようお祈りしています．

33歳で開業したドタバタ体験記
―たくさんの失敗を乗り越えて―

一般社団法人 TREE　西馬込あくつ耳鼻咽喉科

阿久津征利

キータグ	採用ページ拡充	医療コーディネーター	マネージャー・秘書併設

クリニックプロフィール	
専 門 科	耳鼻咽喉科
開 院 年	2018 年 4 月
地　　域	東京都大田区
スタッフ人数	12 名
分　　院	なし
理　　念	医療を通して，子育て世代が光り輝く社会を創る

① 33 歳で開業したきっかけ

(1) 開業の決意まで

　当院は 2018 年 4 月に開院した東京都大田区西馬込駅徒歩 1 分の位置にある耳鼻咽喉科クリニックです．私自身は，研修医が終った後，大学院へ進学しながら外来・病棟・手術と目まぐるしく仕事をしていました．幸い在籍した医局では，私が久しぶりの入局者ということもあり，たくさんの事を教えていただける環境でした．大学院では，無事に論文が掲載され，副題の論文は学会賞をいただくことができました．一方で，大学という大きな組織に属する中で，思うようにできないもどかしさを感じ，自分で一から組織作りをしていきたいという気持ちが強くなってきました．強い組織を作り，より多くの患者さんに私の考える医療を提供できるようになりたいと考えていました．大学にいながら一から組織作りをできるのは教授しかありません．私は

JCOPY 498-04890

教授に全く憧れなどがなく，すんなりと開業を決意しました．

　そこからは，当時出ていた開業医本はすべて読み漁り，開業について必死に調べました．先輩に開業したいと話をしても，当時32歳の私には「まだ早いでしょ！」と笑ってごまかされてしまい，相談できる人が少なかったのを覚えています．

(2) 開業への道のり

　そのような中でも，どのエリアであれば多くの患者さんに愛されるクリニック経営ができるか，耳鼻咽喉科が少なく困っているエリアはないか，将来的に人口が減らないエリアはないかどうかなど多角的に耳鼻咽喉科の開業について調べました．当時5つほど候補地があり，休みの日は家族でそのエリアを散策して，子供が多いか，将来性があるかなど，街の雰囲気を確認しに行きました．

　その中で，当院が開院した西馬込は，駅の目の前のテナントが空いており，大田区で有数の児童在籍数を誇るマンモス小学校が2つ診療圏内にあり，都営浅草線の始発という恵まれた土地柄にも惹かれ，ここで開業をしようと決意をしました．

　そして，失敗しないクリニック作りのため，コンサルタントに依頼し，開業を支援してもらいました．私の場合は，立地は自分で選定したため，そのまますべて自分でできるのではないかと思いましたが，保健所への書類申請，融資先の銀行の選定などでつまずいたため，コンサルタントに相談することにしました．一度経験してしまえば，税理士・社労士の先生方と一緒にやっていけば自分一人でも開業できたなと今では思いますが，最初の段階では経験者の力を借りることが一番だと判断しました．

(3) 開業

　開業したのは，33歳になった時でした．患者さんは主に，風邪，アレルギー，めまい，難聴など耳鼻咽喉科全般を診察しています．特にお子様のア

レルギーを何とかしたいという気持ちから，舌下免疫療法の導入に力を入れています．同級生・先輩方にはまだ開業している人はおらず，日本耳鼻咽喉科学会が出している統計でも35歳以下の開業医は全国で十数人，開業してからは，どこに行っても一番若手という立場です．

② 不明確な経営理念が，採用を失敗させる

(1) 開業前に抱いたビジョン・イメージ

開業する前から，さまざまなクリニックの見学やセミナー・勉強会に参加しました．その中で，多くの他業種の経営者の方と話をする機会を得られました．勤務医をしていると，話をする人は病院勤務医や医療関係者だけで，経営者と話をする機会はありません．経営者で話をするとしても，医局の先輩の開業医だけです．私自身，勤務医のころはあまり経営について興味がなく，どのようなクリニックにしたいか漠然とした思いしかありませんでした．その中でセミナーに参加し，深く自分のやりたいことを見直し，「患者さんに安心・安全な愛ある医療を提供したい」という気持ちが固まり，当院の経営理念としました．しかしながら，今思えば，この理念はまだ私の中であやふやな理念だったと後で思い知らされました．

開業前の研修期間では，スタッフに対し，「だれも辞めないクリニック作りをしたい」「みんなで一つのクリニックを作っていきたい」という思いを語り，スタッフ全員に，1カ月後，1年後，3年後にどのような自分になっていたいか，どのようなクリニックにしていきたいかを語り合う時間を作りました．そこで，一つの団結感が生まれたと感じていましたが，だれも辞めないクリニック作り＝甘やかされた組織作りとなってしまいました．

(2) 開業後に生じたトラブル

(A) スタッフマネジメントをめぐる課題

開業から2週間ほど経った時，すでに患者さんは1日90人を超えており，

半年以上前から，ビルの外観に耳鼻咽喉科オープン予定という貼り紙をできるようにビルオーナーに頼んだり，オリジナルポケットティッシュを作り，近隣薬局に何千個も配ってもらったことなど，開業前に行ったさまざまな集患対策などが効果が出てきたなと実感していました．しかし，スタッフの育成には，連日大きな問題が起きていました．病院にいた頃は，後輩の指導をしたり，教育をしたり，看護師・医療事務と仲良くやっていたので，開業しても自分なら上手く行くんじゃないかと勝手に思っていました．さらに，開業前から，スタッフ育成について，ES（従業員満足度）向上について，スタッフマネジメントについては，研修や本で何度も学んでいました．

　しかし，実際に経営をし，スタッフマネジメントをしてみると散々な結果でした．開業してから1年半の間に，退職したスタッフから在職中にパワハラを受けたという内容証明郵便が弁護士事務所から届く，急にスタッフが来なくなって音信不通となる，常勤の医療事務が全員退職する，リーダーに任命したスタッフが退職届を持ってくる，日曜日に開催される研修につき，スタッフのためになるものだからと代休と休日手当を出して参加してもらいましたが，休日手当のお金が少なくておかしいと言われるなど，さまざまなことがありました．

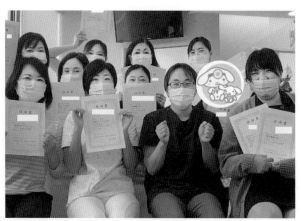

●ミーティング後のスタッフとの写真

　開業して，1年半の間は，ゴミ出しも院長の私の仕事でした．それだけでなく，ポストの確認や書類の整理も全部自分で行っていました．中途採用したスタッフには，雇用契約書を結んだときに言われていない仕事はできないと言われ，クラーク業務は私の仕事ではないと言われました．もちろん，スタッフがクラーク業務をすることで，院長が患者さんの診療に集中ができること，患者さんとの信頼関係を築くためにもスタッフによるクラーク業務が必要で，待ち時間対策にも有効であることは伝えました．しかし，挙句の果てには，その仕事をするなら給料をあげてほしいと言われる始末でした．しっかりと仕事をしている人に対しては，給料に反映させてあげたい，そういった思いがあり，開業当初からさまざまな手当を増やしていきました．しかし成果も出していない仕事に対し，院長にこれを要望したら給料が増えるんじゃないか，給料を増やしてほしいと言えばもらえるという発想をもつスタッフが増えたため，段々とお互いの心が離れていきました．

　そのような中で，スタッフが成長できる組織にしたいという思いが強くなり，スタッフみんなに成長できるきっかけ作りができたらと，自分が参加しているような1回10万円以上の高額な研修会に参加してみないかと声をかけていきました．

　最初は参加してくれるスタッフがおらず，おもてなしで有名な東京青山にあるCasita（カシータ）というレストランで，他のクリニックと合同でおもてなし研修をしてもらい，フランス料理のフルコースを一緒に食べ，他職種のおもてなしを学んだりすることからスタートしました．

　しかし，その後も参加希望者が出ず，研修に参加している間も給料が出るよ！とか，代休も出すよ！とかあの手この手で研修会への参加を促し，ようやくポツリポツリと参加してくれるスタッフが出てきました．しかしながら，結局は研修に参加したスタッフは半年で辞めていきました．私にも研修に参加してくれれば，スタッフの考え方が変わるかもしれないという，淡い気持ちと，他力本願的な所があったのだと思います．私自身がより深く関わ

りあう必要性を感じました.

(B) 予約システム導入・運用をめぐる課題

　開院当初からの予約システムにも問題が起こりました. 有名な大手企業ということもあり, 初期手数料無料!, 使用料は月1〜2万円程度の従量課金制!と言われ, システムを導入しました. しかし, いざ使い始めると月9万円の請求が来たり, システム自体も使うために常にスタッフ1人が張り付いていないと動かないレベルのものでした. また, 業者の担当もすぐに変わり, 当院の使いたい予約システムとは到底言えないレベルでした.

　さらに, 運用していると予約システムの画面上では「現在40人待ちです」となっているのに, 患者さんが30分誰も来ないということも頻発しました. 患者さんには受付で予約システムの使い方を説明してもらいましたが, 我々スタッフも予約システムについて十分な理解ができておらず, 細かくマニュアル化もできていなかったため, 患者さんにとって都合のよい解釈で予約システムを使われることとなり, 時間通りにくる患者さんと不公平が生まれてしまいました. 院長は診察室にいるため, 受付ではどういった対応をしているかが全くわかりません. 患者さんにはこういった説明をしてほしい, 当院の規則はこうなっているから患者さんにはその規則を守って利用してほしいとスタッフから伝えるように言っていましたが, 上手くいかず, 結局, 予約システムを使うことが患者さんの迷惑になると判断し中止を決断しました. その後, 新規の予約システム導入までの1年間, 朝から患者さんが20人以上行列を作るようになり, 私の判断ミス一つで, 本当に患者さんにはご迷惑をおかけしてしまいました.

③ 経営理念を明確化した採用ページ作成で 急成長

(1) 理念採用実施のきっかけ

　今でも, 大きな転機になったタイミングははっきりと覚えています. それはスタッフ募集専用の採用ページを作成したことです. 採用ページを作った

時はスタッフの採用には実は全く困っていませんでした．しかし，将来自分が考えている理想の人を採用していきたい，その時に必ず必要になるはずと思い，採用ページを作ることを決意しました．今まで漠然としていたクリニックのミッション・ビジョン，スタッフに求める資質が採用ページを作ることで明確になりました．すると，その時在籍していたスタッフとの関わり合い方が変わってきました．自分がやっていきたいミッション・ビジョンは私がクリニックを1年経営したからこそ出てきたもので，それを今いるスタッフにすぐに浸透させようと思っても困難です．私は口下手ですので，伝えるのが下手ですが，ミーティングなどを通して，できるだけ思いを伝えていきました．また，同時に新規スタッフの募集も始めていきました．この時は，全く人手に困っていませんでしたし，当院の規模としては，かなり充実したスタッフ数だったと思います．しかし，それだけでは今の組織文化が変わらないと判断し，スタッフ増員を決断しました．そうすると，残念ながら私の伝える力がなかったせいもあり，医療事務スタッフが全員一斉退職というクリニック最大の危機を生み出してしまいました．

　医療事務が全員退職となり，このときほど採用ページを作っておいて良かったと痛烈に感じました．困っていないから採用ページを作る必要がない，患者さんが沢山いて集患の必要がないからホームページの拡充をしない・既存の患者さんへの対応をおざなりにするというのはその先のリスクに対し管理ができていないと言わざるをえないと感じました．

(2) ピンチへの対処

　一斉退職となり，支えとなっていたのは，当院を統括しているマネージャーと妻の存在でした．一からチームを作り直そうと，さまざまな媒体にスタッフ募集の広告を出し，知り合いなどにも声をかけました．

　開院当初には，税理士しか顧問契約をしていませんでしたが，この時期に社労士と弁護士とも顧問契約をしました．現在，院長秘書をしているスタッフやマネージャー補佐としてバイトをしてくれているスタッフもこの時にス

カウトをし，当院の思いに共感し参加してくれました．

　医療事務が一斉に退職したときでも，慌てずに理念採用を繰り返し，多くの採用面接をしました．過去の採用面接は，どういった仕事ができるか，経験者かどうかを重視していましたが，今までどういった考えをもって仕事をしているか，将来のキャリアビジョンなど，今では，人柄に焦点をあてた面接をしています．そのため，面接では医療事務経験者を優遇したりはせず，当院のミッション・ビジョンに共感してくれており，当院の求めるスタッフの資質に合っている事を重要視していきました．

　その結果，新規採用した医療コーディネーターは全員医療事務未経験者でした．当院では患者さんへの接遇を一番重要視していますので，今の医療事務スタッフの前職は，CA や一流ホテル勤務経験者が多いです．

(3) 採用における工夫・留意点

(A) 採用像の明確化・厳選採用の導入

　採用ページには，かなり厳しい当院の求めるスタッフの資質の条件が書いてあります．最初は，そんなに厳しいことを書いたら誰も来てくれないのではないかという不安もありました．

　前に作っていた簡単な採用ページには，スタッフに求める条件は4つしかありませんでした．現在は9個もあります．条件の厳しい採用ページにすることで，募集の数は減りましたが，質の高い人だけを面接できるようになり，自分の時間を増やすことができました．医師として，経営者として，家族の父として，クリニックを開業するとやらなければいけないことはたくさんあります．その中で面接に時間をとられることは，より良い人を採用できれば良いですが，採用したいと思う人に会えなければただの無駄な時間となります．可能な限り面接の数を絞れることが，限りある時間を有効に活用する最適な方法だと今では効果を実感しています．

　面接は私と妻とマネージャーで行っています．面接後に3人で話し合い，当院の考えに沿った人かどうかを確認します．その中で全員が良いと思った

人だけを採用するようにしています．そのため，当院に入職できるのはかなり狭き門となっています．

(B) 採用時における業務範囲・内容の明確化・共有

採用をしていて，医療事務は受付で会計をしたり，レセプトチェックをするだけが仕事だと思う方が多くおられることがわかりました．しかし，現在の当院の医療事務は，医療事務の仕事だけでなく，ブログを書いたり，英語論文の和訳，SNSへの投稿，企業との交渉，とさまざまな仕事をしています．医療事務という名称もより多岐にわたる仕事をしてほしいという気持ちから当院では，「医療コーディネーター」と命名しました．

また看護師を採用するときにも，「看護師としての業務以外にもたくさんの仕事をしてもらうことになりますが，良いですか？」とお聞きしています．その結果，今では看護師もレセプトチェックができますし，クラーク業務もできます．私がやってほしいと言ったことは一度もありません．スタッフがクリニックで今一番必要な仕事はどこかを自ら考え，行動をした結果だと思います．当院は，マルチタスクにしていますので，職種で仕事を分けてはいますが，みんなが一丸となって，仕事を助け合う風潮ができています．

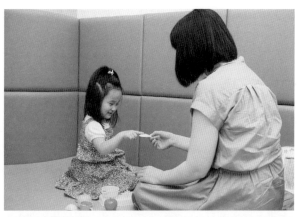

●耳鼻咽喉科は小さなお子さんが多いため待ち時間もお母さんたちのストレスにならないようキッズスペースを設置.

(4) 採用後の工夫・留意点

(A) 外部研修を活用したスタッフのキャリアアップ

　当然ながら，そこまで厳しい採用条件にするには，当院が魅力あるクリニックでなければいけません．研修に参加した場合の代休，有給休暇の全消化推奨，昇給や賞与等の実施ももちろんですが，そのスタッフがより魅力的な人材になれるように高額な研修にもどんどん参加してもらっています．また，妊娠・出産・育児までのサポートができることも明文化しています．

　当院では面接の時から，「女性は，妊娠・出産・引っ越しなどでキャリアアップが途切れてしまうことがある．そのため，当院を辞めたとしても，どこに行ってもすぐに活躍できるような素晴らしいスタッフになってほしい．あなたのキャリアアップに必要な研修はこちらが用意するから，どんどん参加してほしい」と伝えています．面接後に，そういったことを希望されない方は辞退の申し出があります．私はそれで良いと考えています．

　経営者として「研修に参加したい人」「研修に参加したくない人」，どちらのスタッフと一緒に働きたいでしょうか．当然，前者だと思います．辞退してくれることで，既存のスタッフは新しいスタッフに教育する手間を減らせますし，合わない人が無理して入職しても雰囲気が良くなるはずがありません．当院の考えに合った人だけで組織運営をしたいと考えています．

　勉強に行くお金は自分が出して当然だ，スタッフにお金を出してまで勉強させるのは甘い！と思う先生方もいらっしゃると思います．医師は，自己研鑽をすることが当たり前のように染み付いていますし，学会，留学に行く費用であったり，勉強するお金は一部補助がでると思いますが，自腹で参加していることが多いと思います．しかし大手の一般企業などは，社内でさまざまな研修があります．小さなクリニックだからといってスタッフに研修の機会を与える必要はないというわけではないのです．また，お金を出して勉強はしたい気持ちがあっても，費用的にどうしようもない若い女性は多いです．そのような自己成長をしていきたいスタッフに私は援助をして一緒に成長していきたいという思いから費用負担をしています．

(B) 理念研修会によるビジョンの浸透

　当院では，新しくスタッフが入るたびに理念研修会を行っています．3 時間かけて行っていますので，診療を止めて研修会を行っています．患者さんにはご迷惑をおかけしていますが，当院で同じ気持ちで仕事をしてもらうと言う点でかなり大事なポイントになりますので，当院では休診にしてまで理念研修会を定期的に行っています．最初は，理念研修会を行うにあたって，さまざまな先生方に相談をしました．

　実際行っている内容としては，①スタッフ同士のかかわり合い方，②スタッフ全員の基本的な欲求がどういったものか，③あなたが言われて嫌だなと思う言葉や言動・嬉しいと思う言葉や言動は？，④なんで研修に参加する必要があるのか，⑤幸せな人生とはどういうものか，⑥スタッフ全員のストレングスファインダーの発表，⑦当院はなぜ長所を生かし合う組織なのか，⑧当院のミッションビジョンをどうやって創りだしたか，⑨院長が権限委譲したいこと，⑩クリニックの目標，⑪全員の目標設定についてです．内容はどんどん進化しています．既存のスタッフにも参加してもらい，当院の考え方を再認識してもらっています．理念は 1 回言ってもなかなか理解はできま

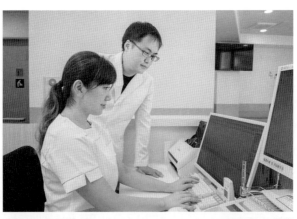

●過去に医療に携わってきていないスタッフも医師や看護師から教わる．

せんし，忘れてしまいます．繰り返し繰り返し伝えることで当院の考え方をスタッフ全員に浸透させていっています．

(5) マネージャー・院長秘書の活用

当院でよく驚かれることは，マネージャーと院長秘書が両方いることです．

(A) マネージャーの役割・効果

当院のマネージャーは看護師ですが，受付業務もこなします．そのため，クリニックのすべての仕事を把握しています．仕事の役割は，主にクリニックのマネジメント業務になります．具体的にはお金の管理，面接官，スタッフ面談，シフト管理，業者との折衝，新人教育，新しい仕事の仕組み化，同意書や説明書の作成など，多岐にわたる仕事を担当しています．

私がマネージャーに求めている条件として，私と反対の強みをもっている事が第一でした．私は10年以上前にストレングスファインダーを行っていて，自分が戦略的な思考は得意だが，コミュニケーション能力が弱いことがわかっていました．そのためマネージャーになる人はコミュニケーション能力が高く，私の考えをマネージャーからスタッフにわかりやすく話してくれる人が必要だと思っていました．当院では入職時にストレングスファインダーを実践していますので，それぞれの強みはよくわかっています．当院のマネージャーはその点で，まさに考えていたような人材であり，本人の希望もありお願いすることにしました．

マネージャーとして最初にお願いしたことはSEO対策の強化でした．正直彼女が1番苦手な分野でしたが，積極的に行動してくれたことにより，ホームページの閲覧数が10倍になりました．ホームページの閲覧数は患者数に反映しますので，マネージャーの仕事1つで，当院を知るきっかけになった患者さんは急増し，集患対策にもなりました．

また，新しいことを始めたいときには必ず，マネージャーに相談しています．新しい仕事は，スタッフの受け入れが可能かどうか，当院に来る患者さ

んに必要かどうか，価格設定等を相談してから決めています．また外部研修にも積極的に参加してくれるため，私が行きたい研修にも先に行って勉強してきてくれます．また同じ研修を受けることで，同じ意識・考えをもって仕事ができますので，院長とマネージャーの考えのズレが極力ない仕事ができています．

　マネージャーにはよく「自分にしかできない仕事に集中してください」と言われます．彼女のおかげでより経営に集中することができましたし，新しいことをする時間の余裕もできてきました．

(B) 院長秘書の役割・効果

　一方で，院長秘書の役割は，院長のマネジメント業務になります．具体的には，スケジュール管理，専門医単位の確認，交通や宿泊の手配，レストランの予約，名刺管理，セミナーや研修等の申込み，本や書類の管理，年賀状やお中元・お歳暮の管理，院長・スタッフの子供の世話，プレゼント等の準備や買出し，学校医の調整，MR など業者や面接希望者の面接日程調整，スライド作りなどです．

　当院の院長秘書は，医療業界が未経験だったこともあり，最初医療事務の仕事を覚えてもらいました．そのため，受付業務だけでなく，クラークやレセプトチェックまでこなします．上記以外にも，私がお願いしたほぼすべての業務を担当してもらっています．最近では，SNS 等の対策や広告についても勉強してもらっています．何かで発表しなければいけない時も，院長秘書にイメージを伝えることで，スライドを作成してくれます．私は，当日それを使って発表するだけですので，かなりの時間短縮になっています．

　当院のマネージャーは共著で本の出版が決まっていますし，院長秘書は医療系雑誌の連載をしています．どちらも自分の強みを生かした業務をこなすことで，より効率的効果的に仕事を行い，すでに結果を出しています．

(6) 小括

　新型コロナウイルスの流行に伴い，多くのクリニックが，特に耳鼻咽喉

科・小児科は減収となりました．当院でも 2020 年 3，4 月は患者さんに来院しないようにアナウンスをし，長期処方をしたりと受診をこちらから抑制したので減収となりましたが，5 月からは前年比を上回る収益となっています．それを実現したのはスタッフの頑張りです．当院では，新型コロナウイルスが流行している時期でもスタッフが暇なときは全くありませんでした．

患者さんが来ないなら，来られない人のためにホームページを充実させたり，新型コロナウイルスに対して一般の人が気をつけるべき対応をのせたり，困っている患者さんに寄り添い，できる医療を提供したいという気持ちで，オンライン診療を始めたりしていきました．またその後も，さまざまな病気に悩む患者さんへサービスを提供することで，他県からも多くの患者さんが来院するクリニックとなりました．それもひとえに採用ページを前もって作ったからに他なりません．

他人と過去は変えることができません．変える事ができるのは，自分と未来だけです．医療事務の仕事以外をしたくない人，研修やセミナーに参加したくない人といくら話し合っても他人の気持ちが変わる事はないと今は思っています．私にまだその力がないだけかもしれませんが，それよりも自分のミッションビジョンに合った人たちを採用する方が，同じ気持ちで仕事をすることができますし，研修を嫌がることもありません．今では，私が患者さんに対してこういったところで貢献をしていきたいということを説明するとすぐに実行してくれる組織になりました．過去の自分は，ただ優しいだけの経営者だったと反省をしています．優しいだけの院長では，スタッフはついてきてくれず，甘やかしているだけの組織文化となってしまいます．誰を同じ船に乗せて出発するか，その**舵取りは経営者の役割**ですし，**誰を船に乗せるかも経営者の役割**です．

④ 個々の強みを活かした組織作り
——スタッフの光り輝く未来を創る

(1) 法人化とクリニックの枠を飛び越えた成長

　当院はまだ開院して2年の若い組織です．少しずつですが，良い人材が集まってきており，さらに自分の強みを生かした組織文化になってきています．現在，組織の成長に伴い，個人事業主から法人設立の準備をしています．法人化は何も医療法人だけではありません．法人化＝医療法人という情報しか入らないコミュニティでは，今の時代では情報弱者となってしまいます．私自身は，様々な情報を入手できる環境を整備することで，一般社団法人でのクリニック開設を実現しました．

　スタッフの成長なくして組織の成長はありません．現在はまだスタッフが成長途中ですので，クリニック内の仕事を覚えていきながら，自分の強みを生かせる仕事は何かを一緒に探しています．たとえば，ブログが得意な人はブログの作成をし，英語が得意な人は英語の同意書や海外の医療情報の入手をし，接遇の得意な人は徹底的に接遇に徹し他のスタッフの接遇研修ができる存在になり，自費診療が得意な人は自費診療の仕組みづくりを任せるといった具合に個々の強みを生かしながらの組織づくりに力を入れて，成長を続けています．その中では，今後クリニックを飛び越えたサービスの提供を行うことを考えています．

(2) より患者さんに寄り添った医療の充実化

　耳鼻咽喉科は風邪の患者さんを多く診察することがあります．新型コロナウィルス流行により，患者さんの多くはどうやったら風邪にかからないか（新型コロナウィルスに感染しないか）に対してとても興味を持っています．そういった部分で当院が今後果たせる役割がどういったものがあるか，常に考え意識し行動をし，悩んでいる患者さんに対し提供できる医療サービスの準備をしています．

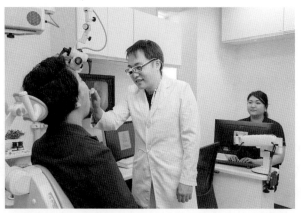
●看護師としての業務だけでなくクラークも率先して対応
　する看護師

　また，私が専門にしているめまいの患者さんについても，現在の保険診療では限界があると考えています．多くのクリニックではめまいの患者さんに対して同じような内服薬を処方し続けて良くなればおしまいになっていることを多く見てきました．患者さんにはよく「この薬しかないんでしょ？」と聞かれます．当院ではそういった患者さんに，内服薬だけではなく普段の生活習慣を指導し，再発予防のための食事についてもお伝えをしています．こういっためまいに悩む患者さんにできるだけ寄り添える医療サービスの提供ができる環境作りの準備をしております．

　現在，私だけでは地域の医療を提供することに限界があり，増患に伴い，一人当たりの診察時間がどんどん短くなっています．そのため，新しい医師の採用に力を入れています．医師採用ページの準備をし，より質の高い医療を地域の皆様に提供できるように対応しています．

⑤ 一人で悩まず，誰かに相談を！！

　開業にあたり，すべてを自分でやろうとするととてつもない労力になりま

す.

　病院勤務時代は，医療に集中することができましたがそれは周りにいる看護師，医療事務，看護助手の存在があったからです．自分が経営者となると，金銭的な問題もあるかもしれませんが，看護師を雇う費用がもったいないので，採血は自分でやったり，お金の管理を自分でやったりと，**自分自身ですべての仕事を抱えてしまう「スーパーマン症候群」**になってしまう方も多くおられます．実際，私もそうでした．しかしすべて自分で抱えてしまうと患者さんに提供する医療の質が落ちてしまったり，本当に患者さんが求めている医療を準備ができず提供できなかったり，スタッフが問題を抱えているのに把握ができなかったり，家庭がうまくいかなくなったりとさまざまな問題に直面していきます．できるだけ自分にしかできない仕事に集中できる環境作りをすることが，患者さんにより良い医療の提供とスタッフ満足度を上げられる秘訣ではないかと思います．助け合える組織作りの文化を作ることが，地域により良い医療を提供できるようになり，地域ナンバーワンのクリニックに発展していけると思います．当院の取組みに興味がある先生は，当院へ見学にお越しください．

　今回お話しした内容は，実はすべて M.A.F に参加して，梅岡比俊先生から教わったことを愚直に実行しただけに過ぎません．開業当初は悩むポイントはだいたい同じですので，誰かに相談すればすぐに解決策を教えてもらうことができる M.A.F というコミュニティには感謝しかありません.

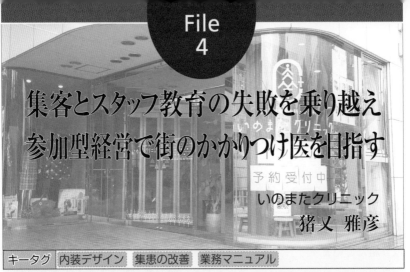

集客とスタッフ教育の失敗を乗り越え
参加型経営で街のかかりつけ医を目指す

いのまたクリニック
猪又 雅彦

キータグ	内装デザイン	集患の改善	業務マニュアル

クリニックプロフィール	
専門科	循環器内科・内科・小児科
開院年	2017年6月
地域	愛知県名古屋市千種区
スタッフ人数	8人
分院	なし
理念	関わる全ての人を笑顔にすることが私たちの使命です

●はじめに

患者さんとの対話を大切にした，気軽に来られるクリニック

　当クリニックがある本山エリアは，名古屋駅や栄から地下鉄で20分ほどとアクセスが良く，名古屋大学や南山大学など，多くの大学が集まる文教地区として知られています．おしゃれなレストランやカフェも多く，住みたい街ランキングで名前のあがる閑静な住宅街でもあります．そんな街に2017年6月，「いのまたクリニック」を開業しました．循環器内科を中心に，内科，小児科を担当し，予防接種や健康診断，さらに，生活習慣病，睡眠時無呼吸検査，禁煙外来を行っています．医師は私1名，看護師3名，事務スタッフが常勤とパートを含めて5名の9名体制で行っています．

　当クリニックで大切にしているのは，大きな病気を起こす前に治療を行い，病気を未然に防ぐこと．勤務医時代，大病を患ってから来院される患者さんを目の当たりにしてきました．大病になってからでは手遅れになってし

まうことも少なくなく，その前段階からアプローチできるかかりつけ医として開業することを決意．そのためにも，気になる症状があったら，気軽に相談できるクリニックでありたいと考え，"病気を診るのではなく，患者さまを診ること"をモットーに，患者さんと対話することを何よりも大事にしています．「関わる全ての人を笑顔にすることが私たちの使命です」を理念に掲げ，笑顔・思いやり・清潔感・感謝・協調性・成長と向上心・敬う気持ちを大切に，スタッフ一同，地域の方々の健康維持と増進，病気の早期発見に取り組んでいます．

　私が医師を目指したのは中学生のとき．親が教育熱心なこともあり，将来は医者か弁護士になれと言われ育ちました．子ども心に反発するもののまじめに勉強し，国立の中学校に進学，仲の良い友だちの家へ泊まりに行ったときのことです．彼の父親は，自宅で診療所を営む医師でした．夜中に患者さんが訪ねてきても，文句も言わず診察する姿に目を奪われました．医師として真摯に患者に向きあい，地域の人たちから信頼される姿を見て，医師を目指すことを決意しました．そんな原体験を胸に，17年の勤務医での修行を経て，街のかかりつけ医として歩み始めることになりました．

① 開業間もないころの失敗や不安

(1) 急きょ決まった開業

　「開業するのに良い物件があります」と，付き合いのあるファイナンシャルプランナーから話が来たのは，2016年の夏のこと．5，6年ほど前にも開業を考え，新規開業の事前リサーチをお願いしたところ，名古屋市内は競合が多く，難しいという報告に諦めていました．それならしばらくは勤務医でがんばろうと思い，自宅を建て，引っ越したばかりのタイミングで飛び込んできた話でした．物件は3階建てビルの3階．もともと内科の診療所がありましたが，閉院するとのこと．3階という立地も含めて悩んでいたところ，先に検討されていた乳腺外科クリニックの入居が決まりました．今回は縁がなかったなと思っていたら，なんと同じビルの1階に入っている不動産会社

が出ていくことになり，そこに入居しないかという話に．自宅の物件を探すときに訪ねたことのある不動産会社だったため，勝手に運命を感じている自分もいました．10年以上勤めていた名古屋市立東部医療センターからも近く，担当している患者さんを見続けられるだろうという思惑もあり，いろいろと悩み，話が来て1週間ほどで開業を決めました．マーケット的に決めたというよりも，いろいろなタイミングが重なったというのが正しかったかもしれません．

　オープンは翌年の6月．すぐに開業準備に取りかかります．患者さんがリラックスしてお話しいただけるよう，建築デザイナーには病院っぽくない，あたたかな雰囲気を依頼．提案いただいたのは，ヨーロッパのマルシェをイメージした院内，受付は木の屋根がかわいらしい移動販売店を模したデザインでした．木目調のクロスを使い，通路にはランプ型の照明が並び，窓際の明るい場所にはキッズスペースを用意しました．診察室の天井は三角屋根で，壁には小窓が付いたおしゃれな空間です．初めて来院した方でもほっとリラックスできる空間になったと思います．とはいえ，図面と実際の面積が違っていたり，半地下で風の通りが悪くダクトを入れるために大がかりな工事が必要になったりと，施工中は想定外のことが起こりました．建築デザイナーは医療系店舗を豊富に経験している方だと，いざというときの対応はス

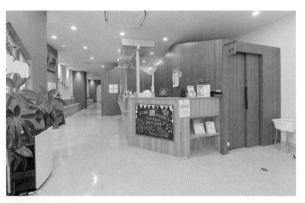

●院内の様子

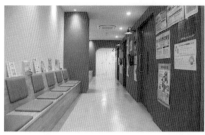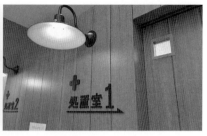

●木を基調とした空間　　　　　　●サインや照明もあたたかなテイストで

ムーズかと思います．診察に関しては，知人から医療系コンサルタントを紹
介してもらい協力を仰ぎました．電子カルテを導入し，医療メーカーにもサ
ポートいただき，スタッフの採用も完了．10 カ月ほどの準備期間を経て，
なんとか 6 月の開業に間に合わせることができました．

(2) 広告を出しても効果がなく，患者が来ない

　1 日の目標患者数は 40 人．コンサルタントとも相談して決めた数字です．
決して高すぎる目標ではありませんでしたが，開業してみれば，患者さんは
全く来ない……．ひどいときには 1 日 2，3 人のときもあり，スタッフの方
が多いくらいでした．勤務医のころは週 1 回外来を担当し，患者さんはひっ
きりなしにやって来ました．よく考えればわかることですが，週 1 で忙しく
ても，週 6 の診療になれば，1 日当たりの患者さんが少なくなることは火を
見るより明らかです．勤務医時代は病院という看板がありましたし，私が辞
めても，そのまま残る患者さんもいるわけですから．あまりにも患者さんが
来ないので，開業した場所が悪かったのではないかと考えました．もともと
ビルの 3 階には内科の診療所がありましたが，閉院してすでに 1 年半ほどが
経っていて，通っていた患者さんたちも別の病院に移っていました．また，
近くには循環器内科の医院があり，院長先生は地元でも知られる名士．患者
さんたちの信頼も厚く，忙しくされているようでした．それらのことは事前
に把握していましたが，新しく患者さんを獲得するのは思っていたよりも簡

単ではありませんでした.

　また，当クリニックがあるのは上り坂の途中で，お年寄りにはちょっとつらい場所だったのかもしれません．最寄りの地下鉄の出口からは徒歩1分ほどですが，2路線が乗り入れているため，出口を間違えると，かなり遠くなってしまうのも気になっていました．また，クリニックの外観はあまり派手にしたくなく，ナチュラルテイストで仕上げたのが裏目に出て，周囲の景観になじんでしまっていました．さらに，クリニックの入口が道路に面しているのではなく，敷地の階段を数段上がった先にあ

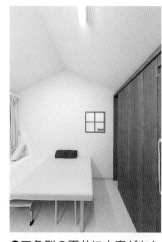

●三角型の天井に小窓がかわいらしい診察室

り，通りを歩いていてもクリニックの存在に気が付きにくく，認知されるまで時間がかかったように思います．

　そこで，開業前の集客方法についても検証してみました．クリニックが開業前に出せる新聞広告には規制があり，スタッフ募集と内覧会の2回だけ．開業後は，地元新聞の外来病院特集や禁煙週間特集などに広告を出しましたが，あまり効果はありませんでした．地下鉄の駅に看板広告を出していましたが，こちらからの集客も低かったです．さらに，言われるがまま契約してしまったので，相場よりもかなり高い広告料だったことを後から知ることになります．集客やマーケティング，契約など，何もわからず進めていったのも，今振り返ると反省すべき点です．ホームページはデザインもおしゃれで評判は良かったのですが，集客につなげる具体的な修正指示を出すことができず，制作会社との打合せもうまくいきませんでした．当面開業するつもりがなく，貯金を新居に使っていたので，新しく広告を出そうと思ってもお金を工面できなかったことも苦しかったです．正直，集客に関してはどうして良いかわからなくなってしまいました．結局は，口コミが1番の集客だと，

来てくださった患者さん一人ひとりに丁寧に接することに努めました．ただ，効果が現れるまでに，1，2年ほど時間がかかりました．

(3) スタッフの対立と，孤独な戦いに心身の限界

　集客が芳しくないのに加え，スタッフのことも頭を悩ませていました．オープニングスタッフとして看護師3名と，事務スタッフ4名を採用．コンサルタントと税理士，知人のファイナンシャルプランナー，妻と私で面接を行いました．面接をされることはあっても，することは初めて．何を基準に選んだら良いかわかりません．人となりも大切ですが，どの方も応募してくれた方は素晴らしい人に思えてしまう．適性テストも行いましたが，まずはシフトを埋めていくことを優先させ採用を進めていきました．しかし，これがのちのち後悔することになるとは思いもしませんでした．

　開業してすぐ，ひとりのスタッフと，それ以外のスタッフが対立してしまいました．お互いの言い分を聞かず，大多数の意見をそのまま受け入れてしまったため，その方は開業して4カ月ほどで辞めてしまいました．唯一の常勤スタッフでしたが，当時は患者さんが少なく，他のスタッフががんばってくれたこともあり，そこまで致命傷にならなかったのは不幸中の幸いでした．

　クリニックの和を大切にしようとするあまり，目に付いた行動があっても注意することはありませんでした．患者さんのために新しく進めたいことを提案したときも，反対意見が多ければ，無理をしてまで採用することもなく，表面上は仲良くやれているように見えても，信頼関係やチームワークは構築できていませんでした．患者さんへのサービスは乏しく，競合と差別化もできない．開業時に目指していたことは全くできず，自分には経営やマネジメントのスキルがないことを痛感しました．相談できる相手もおらず，強い孤独を感じていました．スタッフみんなが私のことを嫌っているのではないかと疑心暗鬼になり，精神的にもとてもつらい時期でした．

2 そこからの学びと転機となった取組み

(1) M.A.F という仲間との出会い

そんな状況を見かねた看護師の妻が，部分的な参加からクリニックに完全に参加することになりました．一緒に考える仲間ができ，とても心強かったのを覚えています．改めて自分たちがしたいことは何なのか，もう一度考えることから始めました．やはり患者さんが一番．医師や看護師と話をするために気軽に来院できるクリニックにしたい．そのためには，スタッフに私たちの思いを伝えていくことが大事だと再認識しました．

開業前からですが，本はとてもたくさん読むようになりました．噴出するさまざまな問題の答えを求めるように，経営やマネジメント，心理学など，さまざまなジャンルの本を読み漁りました．本1冊まるまる役立つことは多くはないですが，1行でも心に響くもの，少しでも実践できることがあると救われていました．その中でも特に印象に残っている本が，開業前，本屋さんでピンクの表紙が目に留まり読んでいた梅岡比俊先生の『経営学を学んでいないドクターのためのクリニック成功マニュアル』です．税務や成功事例を紹介する本が多い中，開業時の苦労を赤裸々に紹介され，ユニークな取組みもされていて，とても参考になりました．実は開業直前，税理士から兵庫県にスゴイ先生がいるから見学に行きましょうと誘われたのですが，その方がまさに梅岡先生でした．病院を見学すると，スタッフのみなさんが自発的に，いきいきと働いている．梅岡先生が主宰されている開業医コミュニティM.A.F で学べば，クリニックの問題点も見え，同じように経営できるのではないか，そんな思いで入会を決めました．

開業すると，自分と同じような立場の人と出会うことはめったにありません．開業年数や科目，地域が違うため，純粋に比較することができないですし，医師会の集まりもありますが年上の方が多く，その方たちの悩みと，私の悩みは違うし，時代も違う．見ず知らずの先生に自分の現状をつまびらかに説明することも抵抗があり，そういう点で私の周りに相談できる人はいま

せんでした．M.A.F のメンバーは若くに開業して成功されている方や，開業前でも意識が高くものすごく勉強されている方が多い．開業したばかりで苦労している自分は一番底辺にいるような気がして，セミナーに参加しても，こんな自分がいて良いのだろうかとずっと気が引けていました．それでも，同じような悩みや夢をもつ仲間と出会えたことで，気持ちがとても楽になったことは確かです．自分は成長のスピードが遅いけれど，M.A.F の先生たちのようにきっとうまくいくと信じ，クリニックの改善に取り組んでいきました．

(2) インターネットに注力した集客

　秋から冬にかけては感冒やインフルエンザの予防接種などで患者さんが増えることもあり，少しずつ患者数が増えていきました．とはいえ，最初の冬が 1 日 15 人ほどだったので，目標の 1 日 40 人には遠く及びません．駅にある周辺マップや新聞の医療系記事に広告を出していましたが，集客につながっているという実感はありませんでした．初診の患者さんには来院のきっかけをアンケートしていたので集計したところ，一番多かったのが「ホームページ」（検索して見つけた）．ついで，「通りがかり」，「看板」という結果でした．患者さんの年齢層を集計すると，当初想定していた高齢者の方は少なく，予防接種を受けに来る 0〜4 歳のお子さんが多い．つまり，子どもを連れてくる 20 歳代〜30 歳代のお母さんが，インターネットで病院を検索して来院していることがわかりました．

　そのため，税理士さんにウェブデザイナーを紹介してもらい，新しくホームページを作り直すことを決めました．開業から 1 年ほど経った，2018 年秋のことです．リニューアルにあたり特に気をつけたことは，患者さんにわかりやすいことと，クリニックの思いを丁寧に伝えること．文章を大幅に書き直し，文章量もかなり増えました．今は規制がありダメですが，患者さんのインタビューも掲載し，当クリニックの魅力を語ってもらいました．インタビューを通じて患者さんの生の声を聞くことができ，自分たちがしてきた

ことが間違っていなかったと評価されたようでうれしく，自信にもなりました．あわせて，Google マップの検索でも上位に現れるよう SEO・MEO 対策も実施．さらに，Google マップのストリートビュー上で，クリニックの中を写真で紹介できるインドアビューにも登録しました．しばらくすると来院される方が増え，ホームページのリニューアルや，インターネット対策の効果を実感できました．また，自宅を手がけた設計士さんに集客の相談をしたところ，道路から見える床から天井まで届く大きなガラス窓をディスプレーとして活用したら，というアドバイスをもらいました．すぐに予防接種や健康診断の案内，いびきに困っている人は当院へ，スタッフ募集といった

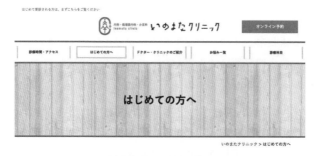

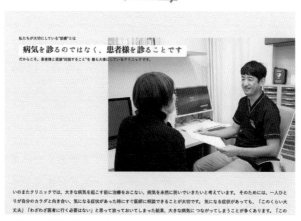

●思いを伝えるホームページ

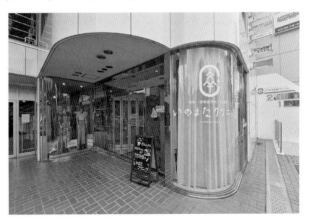

●外観: ガラス窓と立て看板

案内を掲示しました．また，カフェや美容室などに置いてあるような立て看板を参考にして入口に置いてみました．お金をかけずに目立つ工夫をしたところ，少しずつ来院される方が現れるようになりました．

　患者さんが少ないことも幸いし，待ち時間が短く，ゆっくり話を聞きながら診療できたことも患者さんの満足度を高めたようです．子どもの予防接種を受けに来て，対応に満足されたお母さんがご兄弟を連れてきたり，自分を診てもらうためにやって来たりと，リピーターも増え，家族みなさんで来院してくださるようになりました．こちらも，お母さんが来たらお子さんの様子はどうですか，といった声かけができるのがうれしかったです．開業した年は1日15人ほどだったのが，2年目は27人に，3年目には39人ほどとなり，やっと目標に近づくことができました．

(3) 一緒に働きたいと思える人を採用する

　スタッフとのコミュニケーションは，開業して1年近くたっても変わらずうまくいっていませんでした．患者さんがもっと気軽に来院でき，喜ばれる環境を作りたいと話しても理解してもらえない．今振り返れば，私が率先して行動し，一緒にやってみようと働きかければ良かったのかもしれません．

いろいろとやりたいことはあるけれど，反対や反発があるのではと臆病になり，何も進められませんでした．スタッフとコミュニケーションがとれず，信頼関係も築けない状態が続き，開業して1年ほどたった2018年7月には，スタッフ3人が一気に辞めてしまいました．この時点で開業当初のスタッフは2人のみ．2018年の10月には，まだ開業から1年ちょっとたったところにもかかわらず，オープニングスタッフが一人も残っていない状態になってしまいました．

補充採用をきっかけに，スタッフの採用基準を変えることにしました．それまでのシフト優先ではなく，この人とだったら一緒に働いていけるかという視点で採用することに．スタッフが辞め，私（医師）と妻（看護師）と事務スタッフの3人でクリニックを回さざるを得なかった経験も大きかったです．もし看護師がいないなら，私が採血をすればいい．事務スタッフと2人でも何とかなる．そんな覚悟も生まれ，マインドが大きくチェンジしました．

また，応募者には午前の診療時間に来てもらい，院内を見学してもらうことも始めました．スタッフにあいさつもせず，じっと座っているだけの人もいれば，積極的に話しかけてくる人もいて，人となりを判断するのに役立っています．最終的には，妻と私の2人が良いなと思った方のみ採用するようにしています．また，リニューアルしたホームページに採用ページを設け，こちらが求めるスタッフ像を記すことでミスマッチを防ぐようにしました．面接でも，クリニックの目指す姿や，受付だけの仕事ではないことも隠さず説明し，理想のクリニックを一緒に作っていく仲間になってほしいと伝えています．

午前と午後の診療前に行っていた5分ほどのミーティングにも手を入れました．当初は，予防接種や健康診断があるといった事務連絡を私からした後，みんなで「よろしくお願いします」と言って握手をして仕事を始めていました．握手は良かったのですが，私からの一方的な話だけでは意味がないと気付き，途中から看護師や事務スタッフにも話してもらうようにしまし

集客とスタッフ教育の失敗を乗り越え参加型経営で街のかかりつけ医を目指す（猪又 雅彦）

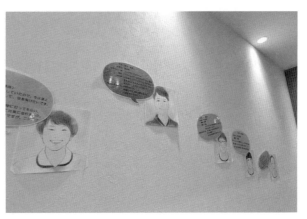

●待合いスペースにはスタッフの似顔絵とコメント

た．当日の製薬会社や業者さんとの面談の予定を事務スタッフから案内してもらったり，看護師からは予防接種やエコー検査の予約など，患者さんの情報共有からはじめ，みんながちょっとずつ話せるようになっていきました．また，仕事中は忙しくてなかなか話せないので，お互いのことをもっと知る目的で，各スタッフにスピーチをしてもらうことに．フリーテーマだとうまく話せない人もいるので，好きな本や食べもの，休日に遊びに行った場所など，お題を決めています．今では20歳代から60歳代のスタッフが働き，一緒に笑い合えるなど，世代間のコミュニケーションも取れてきました．また，受診歴のある患者さんがスタッフになったり，出産後に復職してくれたスタッフのお子さんを診察し一緒に成長を喜んだり，スタッフの結婚式に主賓として招待されみんなで祝福したりと，クリニックの雰囲気や人間関係も良くなってきたように思います．当クリニックがスタッフの人生に影響を及ぼしていることを自覚し，より良い影響を与えられるクリニックでありたいという気持ちをさらに強くしています．

(4) マニュアルや理念を整備し，成長できる仕組み作り

　スタッフはみんな忙しいので，教えるしくみを作っていかないと，できる

人は自分でしてしまい，新人が育たず，その人がいないと何もできない環境になってしまいます．そのため，できるだけ業務内容を共有し，マニュアルを整備するよう努めています．事務スタッフは業務範囲が広く多岐にわたるので，すべてをマニュアル化することは難しいですが，やる価値はとても大きいです．マニュアルを作ることで，新人スタッフがどこまで理解しているか把握できますし，業務の洗い出しをすることで，ムダの見直しにもつながります．今は，新人スタッフが学んだことをまとめる教育ノートを作り，先輩がチェックし，足りないところをフォローするしくみを取り入れています．

　以前，ミスが起こったとき，次は同じことを繰り返さないように気をつけますという返答で，再発防止の対策になっていませんでした．そこで，看護師の妻がヒヤリ・ハット事例を書き出し，マニュアルとして整備．事務スタッフも巻き込んでダブルチェックする体制を整えるなど，対策を進めていきました．看護師は職業柄マニュアルになじみがありますが，事務スタッフにはあまり浸透しにくいと思います．しかし，こういったものは一朝一夕でできるものではないため，継続して取り組み続けています．他にも，当クリニックが何を目指しているか明らかにするため，理念をわかりやすく言語化することも大切です．「関わる全ての人を笑顔にすることが私たちの使命です」という理念を元に，7つの項目を設け，日々の行動に反映できるようにしました．

理念: 関わる全ての人を笑顔にすることが私たちの使命です

当院が大切にする7つのこと

笑顔
　周囲に元気を与え，患者さんに安らぎを与えます．私たちは，皆が明るく楽しく仕事ができる環境にします．

思いやり
　患者さんのお話をしっかり聴き，目を見てお話します．家族のように

気持ちを汲み取り，真心を持って対応します．私たちは，スタッフ同士でも同様な姿勢を心がけます．

清潔感
患者さんが心地よく過ごせるように，掃除や整頓の環境整備を行います．私たちの身なりや言動に気をつけ，クリニックを優しい雰囲気にします．

感謝
私たち全員が，スタッフ同士だけでなく，地域の皆様にも支えられていることを忘れません．
その気持ちを，関わる全ての人に返していきます．

協調性
私たちは，最高の笑顔で夢に向かって走り続けます．お互いの個性を尊重し，信頼関係の下，思いやりを持ち，意見を素直に受け止める心を持ち，最高のチームになります．

成長，向上心
私たちは，夢や希望を持ち，長所を伸ばし，足りないところを補い，自己だけでなくスタッフ全員の成長に努めます．

敬う気持ち
私たちは，患者さんだけでなく，スタッフ同士でも個々を尊重します．相手のお話をしっかりと傾聴し，気持ちを汲み取り，満足していただけるようにします．

　これらはオープニングスタッフと一緒につくったものですが，3年がたちスタッフも入れ替わったので，今のスタッフと一緒に見直す機会を設けたいと考えています．

③ 今後の課題と展望

(1) スタッフの成長を期待し，権限を委譲する
　理想とするクリニックを実現するためには頼れるスタッフの力が欠かせません．権限委譲というと大げさかもしれませんが，スタッフができること

は，できる限りお願いするようにしています．患者さんを診察するとき，カルテを見ながら行うのではなく，できるだけ患者さんと向きあって話をするのが私のスタイルです．しかし，診察後に電子カルテを入力するため，診察時間が余計にかかってしまうデメリットも．患者さんを待たせる原因にもなりますし，会計処理も遅れてしまう．そこで，事務スタッフに電子カルテを入力してもらうことにしました．毎日は難しくても，余裕があるときはできるだけお願いしています．患者さんやスタッフを待たせることもないですし，診察でゆっくり話を聞くことができ患者さんの満足度も上がります．当初，事務スタッフと看護師の間には壁がありましたが，電子カルテを入力するために事務スタッフが診察室に入るようになり，看護師との接点が増え，お互いの仕事が見えることによって，距離もずいぶん縮まったように思います．良い効果が出ていますが，事務スタッフは覚えることが多く，負荷が高いのが課題です．

　勤務医時代は患者さんを診ることが中心でしたが，開業すると，レセプトや郵便物の処理，銀行への入金，業者との交渉，広告，スタッフ教育や労務関係など，医療以外の業務が山のようにあります．当クリニックでは電子カルテを導入しているので，メーカーの方が事務スタッフにレセプトチェックのトレーニングをしてくれたので，この点はスムーズに処理できています．日々内容をブラッシュアップし，薬剤の変更など，私ができていないことにも対応してくれるのも助かっています．また，銀行への入金に関しては，銀行の担当者が週に1度クリニックを訪問し，集金してくれるよう開業前に税理士が段取りしてくれました．こちらから銀行へ出向く必要がなく，とても助かっています．入金用の伝票の記入，釣り銭の両替などは，事務スタッフにお願いしています．税務や紹介状関連が多い郵便物は，これまで私がポストまで取りに行き，内容を確認したのち処理していました．しかし，患者さんが増え忙しくなってくると，開封する時間もありません．診察が終わってから郵便物を開封したら，先ほど来院していた患者さんの紹介状の返事（検査結果）がポストに届いていたということも少なくありませんでした．

それからは，スタッフに郵便物の収集と仕分けをお願いし，業務もスムーズになりました．

　患者さんが増えてくると，自分一人で何もかもしていては患者さんの満足度を上げることはできません．電子カルテをはじめ，金庫や郵便など，自分でなくてもできることはたくさんあります．仕事をお願いしたり，権限を委譲するとなると，教える大変さがあったり，自分でした方が早かったり，ちゃんとできるのかという心配が伴います．しかし，一度頼んでしまえば，案外ちゃんとやってくれるものです．むしろ自分でやるよりも丁寧で質が良かったりします．頼めなかったのは自分の弱さであり，しくみの問題です．何のためにするのかを説明し，信頼して依頼することができれば，きちんと業務を遂行してくれます．反対に，目的を示さないとスタッフたちは困ってしまいます．忘れていけないのは，スタッフの評価やフィードバックを伝えることで仕事の精度やモチベーションがアップします．

　こういった業務のことは，開業するまで想定すらしていませんでした．分院展開されているクリニックなどで事前に経営を学んでから開業される方もいるようですが，少数派だと思います．医学の勉強はもちろん大切ですが，開業するなら経営や財務管理の勉強は必須です．勤務医時代はこういったことを学ぶ時間や機会がありません．開業医であるとともに，経営者だという心づもりがとても大事です．

(2) スタッフを交えた経営会議

　経営会議は，コンサルタントと妻と3人で行っていました．会議で決まったクリニックの方針などをミーティングでスタッフに伝えても，うまく伝わっていないような感覚がありました．そこで，信頼し，リーダーとして任せたいスタッフにも経営会議に参加してもらうように依頼．最初は私なんてと恐縮していましたが，2，3回参加し，経営状況，今後の方針などを一緒に話すうちに，院長が今までミーティングで話していたことが理解できるようになったと話してくれました．さらに，彼女が院長の代弁者というか，経

営者とスタッフの間に入って，他のスタッフに伝える役を買って出てくれるようになり，スタッフからの報告や連絡，相談も早くなったような気がします．思いが浸透すると，理想を実現するために，みんなで一緒に考えて，動いてくれるようになりました．時間はかかりましたが，信頼関係が生まれ，参加型の職場に変わったことで，クリニックの雰囲気がグッと良くなりました．スタッフによっては権限委譲が重荷や負担になる人もいます．私がスタッフ本人に期待していることを説明し，必要であれば手当などを付けたり，精神的にもフォローしたりして，不安を取り除くようにしています．

　最近では，スタッフも一緒にセミナーや研修に参加してもらうようにしています．これまでは病院が休みの日に参加するので嫌がるスタッフもいましたが，今では定期的に参加してくれるスタッフも出てきました．東京青山にあるレストラン「Casita（カシータ）」のCEO高橋滋さんの講演を聴いた妻とスタッフは，医療者の目線と一般サービス業の目線ではまだまだ差があることに気が付いたようです．セミナーや研修で学んだことを現場で反映し，患者さんからお礼をいただくことで，スタッフのモチベーションが上がる好循環も生まれています．他のクリニックでの取組みなどを知ることでスタッフ自身の気付きも多く，目指すゴールを共有するためにセミナーを活用するのも一つの方法だと思います．

(3) 感謝を伝え，みんなが成長できるクリニックを目指す

　私が目指すクリニックは，行きつけのレストランや食堂のようなクリニック．病気になってからくる特別な場所ではなく，体のことはもちろん，病気以外のことも気軽に相談できる相手になりたいです．実際はなかなか難しく，今も必死に近づきたいと努力しているところです．私は，お医者さんの中では話を聞く方だと思っていましたが，他のサービス業の方と比べると全然足りないことに気が付きました．研修などに参加して，サービスや心配りのことなどをもっと学びたいです．将来的には私がいなくてもクリニックが回るようにすることが目標です．3日間連続で行うセミナーなどに参加した

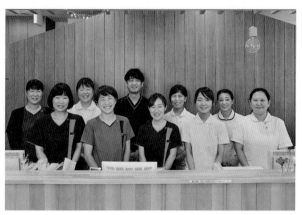

●スタッフとの集合写真

くても，今はその時間を作ることが難しく，自分自身が成長する時間を作るためにも，スタッフの教育やシステムの整備に取り組んでいます．

　スタッフに権限を委譲したことによって主体的に動いてくれるようになり，できることが増え，成長していく姿を見ると，自分のことのようにうれしくなります．そういう状況が増えていくと，患者さんにもより良いサービスを提供できるようになり，結果的に，自分の描いていたクリニックに近づいていけると信じています．スタッフにはとても感謝をしているのですが，それを言葉で伝え切れていないのは自分の成長が足りないから．看護師の妻から指摘されたのですが，医師はほめられることはあっても，スタッフに「ありがとう」とほめることが少ないし，うまくほめられない人が多いそう．たしかに，医師は自分に厳しいですから，スタッフにも厳しくしてしまうのだと思います．スタッフに感謝を伝え，正しく評価することはモチベーションにも関わるので，積極的に感謝を伝えていきたいと思います．

④ 最後に今後開業する方へのメッセージ

　まずは自分が本当に開業したいのかを確認することが大事です．病院に勤務しているときは，気付かないうちに病院に守られています．患者さんが外

来に来るのも病院の名前があるから. 独立するためには, 自分が誰にも負けないものを持っていると強いと思います. 自分の強みや特徴をしっかり理解すること. そして, それを生かせる環境を作ることが重要です. そのためにも, 同じ悩みを相談できる仲間の存在は重要です. 普段から仲の良い友人がいれば良いですが, 私の周りには少なく, M.A.F のコミュニティーにはとても助けられました. 開業後も医師の仕事だけでなく, 経営やマネジメントなど, やること, 考えることは山のようにあります. それでも, 開業したばかりの頃と比べて, 今はとても働きやすい職場になりました. 今も悩みは尽きませんが, 縁があって来てくれたスタッフとともに, 試行錯誤しながら理想のクリニックを作りあげていく喜びは, 開業しなければ体験できないものです. 当クリニックはまだまだ発展途上ですが, これからもスタッフとともに高いステージを目指していきます. 私の失敗談や経験が, これから開業される先生の役に立ってくれれば幸いです.

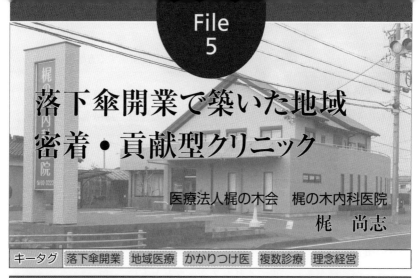

File 5

落下傘開業で築いた地域密着・貢献型クリニック

医療法人梶の木会　梶の木内科医院

梶　尚志

クリニックプロフィール	
専 門 科	内科・胃腸科・糖尿病内科・呼吸器科・循環器科・小児科・アレルギー科
開 院 年	2000 年 7 月
地　　域	岐阜県可児市
スタッフ人数	医師：5 名，看護師：13 名，臨床検査技師：3 名，放射線技師：1 名，管理栄養士：2 名，事務：10 名，理学療法士：4 名，トレーナー：2 名，介護士：2 名，保育士：10 名
分　　院	なし
理　　念	「私たちは，たくさんの笑顔に出会えるように，健やかで安心・安全な空間を提供し，地域の皆様の一生涯のパートナーになります」

はじめに

　読者のみなさん，はじめまして．2020 年 NHK 大河ドラマ『麒麟がくる』の舞台にもなっている，岐阜県可児市で「梶の木内科医院」を開業しています，梶　尚志と申します．

　私は 2000 年 7 月 7 日に「梶の木内科医院」を開業しました．「私たちは，たくさんの笑顔に出会えるように，健やかで安心・安全な空間を提供し，地域の皆様の一生涯のパートナーになります」というミッションのもと，クリニックの他，認可型保育園「梶の木保育園」，リハビリテーション施設「トレーニング ラボ川合」を運営し，地域を支える医療法人を目指しています．

しかし，開業するまで，私は岐阜県可児市に全くゆかりがありませんでした．出身は富山市，大学を卒業してから群馬大学とその関連病院で医師としてのキャリアを積み，可児市で突然開業することになりましたが，こうした経歴の私が，これまで，そして，開業 20 年にわたり，地元の方と信頼関係を築きながら，どのようにクリニックを築き上げてきたのか，お話しさせてください．

① 人との出会いによって切り開かれた自分の運命

(1) 人との縁に恵まれている

自分の今までの道のりを振り返ったとき，多くの方との素晴らしい出会いとご縁があったからこそ今日まで歩んで来られたと感じています．それはクリニックを開業するまで，そして開業した後も同じです．

まず医師になるきっかけを与えてくれたのは，私の友人の父親です．私の父親は公務員で，親戚にも医師は一人もいませんが，私の医師として運命が開かれたのが中学のときです．私は中学 2 年生の時に手の怪我をして，その治療をしてくれたのが中学校の近所で開業されていた私の友人のお父さんで

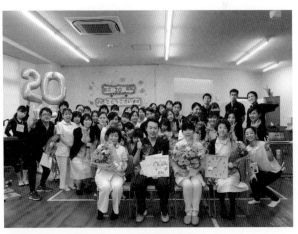

●梶の木内科医院開院 20 周年集合写真

した．怪我の治療のため毎日そのクリニックに通ったのですが，すごく優しいお父さんで，「彼が怪我をしたり病気をしたりすると，いつでも診てもらえるんだなあ」そう思うと，とても羨ましい気持ちになって，医師になろうというきっかけとなりました．

　進学先は，地元の富山医科薬科大学（現：富山大学）でしたが，大学でも私の運命を決める出会いがありました．それが部活の二つ上の私の憧れの先輩でした．その先輩はとてもオープンな性格で，ぱっと見，医学生っぽくない人でした．その先輩の卒業が近づいた頃，先輩に卒後の進路に関して，てっきり華やかなイメージの外科系に行くと思って，「卒業後はやはり外科に進むのですか」と尋ねたところ，「地元に帰って，内科に進むよ」と先輩が答えた時にとても驚いたのを今でもはっきりと覚えています．そして，「進もうと思っているのは，内科にしか治せない血液のがんを治す血液内科だ」という話を聞いて，ご自身の将来を深く考えている先輩に改めて尊敬の念を持ち，自分も内科に進もうと決めました．

　先輩の影響を受けた私は，血液内科に進みたいと思ったのですが，私の出身の富山医科薬科大学では，その当時血液内科が主流の科がなかったので，血液内科でキャリアが積める大学を自力で探すことにしました．

　当時はインターネットなどありませんでしたので，自分なりに調べて見つけたのが群馬大学でした．そこの第三内科の教授宛に「見学させてください」と直接手紙を書きました．駄目で元々です．返事がこなくても仕方がありません．しかし，数日後，教授から直接「ぜひお越しください」と丁寧なお返事をいただけたのです．しかも，教授みずから宿を手配し，見学中も学生の私にとても親切に対応してくださり，その教授のお人柄にとても惹かれました．群馬大学第三内科には血液内科の他に腎臓内科のグループがあって，血液内科，腎臓内科それぞれで実習させてもらい，実習中は，医局員の先生方が皆，親身に色々とご指導くださいました．夜も必ず食事に誘ってくださって，入局後のことなどを色々教えてくださり，それに感動した私は，卒後，群馬大学第三内科にお世話になることに決めました．そこで私の運命

が動き出しました.

(2) 第三内科時代の先輩指導医の先生方との出会い

そして，第三内科時代にも，かけがえのない先生方との出会いがありました. 群馬大学第三内科の先輩の先生方は，医師としての姿勢がとても厳しく，常に患者様に向いて診療されていました. 指導もとても厳しいものでしたが，英語の医学論文の執筆に夜中まで何日も付き合ってくださり，学会の発表に対して遅くまで指導し当日も付き添ってくださいました. その先生方の指導の厳しさは私を一人前の医師に育てようという責任感と部下への深い愛情からだと思います. 今の総合内科専門医としての技術と家庭医としての患者様中心の心構えと診療の姿勢をもつことができたのは，第三内科の先生方の元で指導を受けたおかげだと，今でも，心から感謝しています.

(3) 恩師に導かれた専門との出会い

入局当初は血液内科を目指していましたが，腎臓内科の担当する治療の一つに透析療法があり，病気や事故などで腎臓の機能が悪くなった方も，透析を行うことで救命できること，日常生活を送ることができることを知り，腎臓内科医の道に進むことに決めました. 医局の見学の時からずっとお世話になってきた教授が腎臓内科のトップであったことも，私が腎臓内科を目指す大きな理由でもありました. そういう意味でも教授との出会いは，私の運命を語る上で絶対に欠かせません. 私が開業する時，教授はちょうど退官を迎えられ，退官される直前のタイミングで医学博士を取得できたことなど，その不思議な巡り合わせに，第三内科の教授との深い縁を感じました.

❷ 七夕のオープンに込めた思い

私は 2000 年の 7 月 7 日に 36 歳で開業しました. 開業するかどうか迷っている先生も多いと思います. 開業日も含めて，なぜ私が開業を決意したのかをお伝えします.

(1) 患者様との関係性

　当時は，大学の医局人事の中での転勤でしたので，3年から5年単位での人事異動がありました．裏を返せば，その度に患者様との関係がリセットされてしまうということです．患者様とコミュニケーションを重ねて，やっと信頼関係ができた頃には「梶君，来年度からは○○の病院で勤務してくださいね」と異動になってしまう．内科医として勤務する病院は長く通う患者様が多くいらっしゃって，人事異動の度にとてもやるせなさを感じていました．

(2) 雑務の多さ

　中堅の勤務医として，次第に会議や書類作成に追われることが多くなりました．そして，いつしか本来の医師としての患者様と向き合う仕事が，「こなす仕事化」してしまってドラマチックではなくなっていきました．経営会議に出席しながら，一方で「患者様のためにもっと良い医療を行いたい」という気持ちの板挟みの中で，病棟回診や外来診察をするという日々に追われる毎日に「私が医師としてやりたかったことはなんだろうか」と自問することが多くなっていきました．

(3) 透析医療特有の事情

　腎臓内科には透析当番というのがあります．血液透析は，基本的に日曜日以外は毎日行われる治療なので，祝日もお正月もゴールデンウィークも必ず仕事になります．そして，夜間透析の当番の日は，通常業務が終了した後に夜間透析の患者様の診療を行いますので，家に帰るのは夜の11時過ぎになります．家族との時間も大切にしたいと思っていたので，だんだん仕事とプライベートのバランスを取るのが難しくなっていました．

　医師としてのキャリアを積めば積むほど，家族との時間が取れなくなり，さらに，医師として「患者様と徹底的に関わりたい」ということも満足にできないと感じるようになってきました．

JCOPY 498-04890

そこで，あらためて自分が医師になった目的，「なぜ私は医師の道を目指したのか？」に立ち返り，考えて出てきた解決策が，かかりつけ医・家庭医としての開業でした．

かかりつけ医・家庭医として開業すれば，患者様と長期的な関係を築けるだけでなく，本来の医師としてのやるべき仕事に集中することができます．また，自分が築き上げてきた透析医療というスキルを手放すことで，家族との時間ももっと取ることができると考えました．

こうした理由から，家庭医療を実践し地域に貢献する内科クリニックを開業しようと決心しました．

開院日は7月7日に決めた理由ですが，「梶」という木は七夕由来の木なのです．「愛と感謝の梶の木内科医院」という私が大切にしたい思いが込められた日と考えて，7月7日に開業することを決めました．

3 開業に向けて

(1) 全く縁のない土地で開業した意外なメリット

縁もゆかりもない岐阜県県可児市で開業を決めて，お世話になった先輩方に話したところ，「いろいろな状況を考えると，これから先生がその土地で開業するのは無謀だと思うよ」と，アドバイスを受けました．通常の内科クリニックが10月頃（インフルエンザの予防接種や感冒の急性疾患が流行する少し前の時期）に開業するのに，私は，内科の最も閑散期といわれる7月に，しかも自分の知らない土地で開業をするわけですから，開業してから集患に苦戦する可能性があります．先輩方が心配するのも無理はありませんでした．しかし，医局人事の切り替わりが5月末日であり，しかも家族は4月の年度始めで子供の転校に合わせて可児市に転居しなければならず，開業時期をずらすという選択はありませんでした．

元々，開業場所を探し始めたのは，独立開業しようと決めた1998年頃からです．当初，群馬県前橋市近隣での開業を考えていましたが，なかなか良いご縁に巡り合えず，群馬県以外にも範囲を広げて探し始めました．

その後，ある日，知人から連絡が入って，物件の紹介もかねて一度岐阜県に来ないかとの話があり，単身で岐阜県に向かいました．まずは，知人から紹介された地元の金融機関の担当者と面会し，その場で地元の建築会社の方を紹介されて物件見学に行ったところ，私の直観で「ここなら……」と感じるものがありました．しかも土地の価格も建築費も，今まで開業準備のために調査し知り得た知識から，開業準備資金の範囲に収まる範囲でした．そして，その際に，その建築会社が手掛けたクリニックや事務所を，金融機関の方も同行して見学に連れていってもらったところ，どこもとてもオシャレでキレイな外観だったのです．サポートしてくれた地元の金融機関の方に尋ねても「あそこの建築会社さんなら大丈夫ですよ」と太鼓判を押してくださいました．そして，金融機関の方の診療圏調査もすでに済んでいて「クリニックの開業には，とても良い場所です」と評価していただきました．

私の直観と金融機関のバックアップ，そして信頼のおける地元の建築会社の方，そんな中で，「ここでお願いします」と，妻への相談もなくその日に即決し，その後はトントン拍子で契約となりました

さて，開業が決まったあとは，院内の機材などの開業準備になりますが，借り入れた金融機関の方から，まず会計事務所を紹介いただき，その会計事務所の方から，薬の卸に開業のコンサルタントをやっている開業専門チームがあるということで，その方をご紹介してもらいました．その卸の方から「一度会いましょう」と言われて，待ち合わせ場所のファミリーレストランに行くと，そこにはいろいろな業者の方が集まっていて，いきなり名刺交換が始まったのでした．レセプトコンピュータの会社，印刷会社，医療備品の納入業者，X線機器の納入業者，その他の医療機器の納入業者などなど，6社くらいの業者の方々に対して，私は心の準備がなかったのと若かったこともあって，圧倒されてしまい，全く話の内容が耳に残りませんでした．

結局，勤務地と開業地が離れているため，勤務医の間に開業地の業者の方々とお会いできる時間もなかなかなかったことから，開業に伴う医療機器の準備などは群馬にいる間に自力で準備することにしました．群馬の医療機

器メーカーなどに直接連絡を取って岐阜で開業することを伝えると，すべて岐阜に納品してもらえるとのことでした．また，勤務先の病院の事務の方にも備品の納品価格の交渉の仕方を教えてもらって交渉を進めることができました．

また，教師だった私の父に開業のことを話したら「お前も子供の頃に遊んでもらった教え子が医療機器メーカーの社長になっているよ」と連絡を取ってくれて，すぐに飛んできてくださいました．その後は，いろいろと開業後も面倒を見てくださり，その他のメーカーの方もご紹介していただきました．

当時を振り返ってみると，インターネットやホームページが今ほど充実していない時代に，離れた場所での開業は，たしかに大変でした．しかし，地元の方々をはじめ，本当に多くの方とのご縁をいただき助けていただいたからこそ開業することができたのだと，今でも本当に感謝の念に堪えません．

（2）地元の方の助けを借りてのスタート

当院は開業するまでの間，地元の金融機関をはじめ地元の建築会社やその取引先の内装工事や電気工事，給排水工事の業者などすべて地元の多くの業者の方たちの力を借りて，建築・開業準備をしてきました．ですから，開業準備がそのままクリニックの開業の告知につながって，開業当初は，当院の応援も兼ねて，皆さんが何かあれば受診してくださいましたし，ご家族や友人など多くのご紹介もいただいたと思います．それだけではなく，開業の前には地域の方々に新しくクリニックができると宣伝してくださいました．

クリニックのパンフレットや封筒，診察券などの印刷物も，当院を建ててくれた地元の建設会社との取引のある地元の印刷会社の方を紹介いただき，とても良くしてくださいました．

当院が関わったどなたも，いつでも親身に対応くださって，患者様の目線・立場で，こんなふうにした方が良いなどの提案もいただいて，今でも，電気，水回り，内外装など，何か不具合があってもスピーディーに対応して

いただき，とても助かっています．

　一方，建築の時にたずさわってくださった業者の方から地区の町内会長の方を紹介していただき，地元での関係づくりもサポートしてくださいました．そういった地域の皆様との関係が最初から持てたこともスムーズなスタートが切れた理由だと思っています．開業の時にお世話になった皆さんとは，20年経った今でもお付き合いがあり，多くの方が今でも私の大切な患者様です．こうした地域の皆様からのサポートと，岐阜県可児市川合にクリニックがなかったこともあり，開業後は徐々に患者様が増えていきました．

　当院は一階がクリニックで，二階が自宅なので，休日や夜間の急患も診察しました．往診で看取りも引き受け，「お世話になった地元の皆様へ何とか貢献したい」，そんな思いで地元の患者様と徹底的に向き合いました．自治会の会長の方から地元の老人会をご紹介いただき，老人会の顧問の要請も受けて，地元のお祭りや老人会でも講演をさせていただきました．

(3) 腎臓・透析専門医としてのキャリアからのシフトチェンジ

　元々私の専門科目は，腎臓内科でしたので，開業するに当たって，透析クリニックとして開業するのか，かかりつけ医として，家庭医として開業するのか迷いました．総合内科医としてのキャリアはもちろんなのですが，自分の得意の腎臓・透析専門医としてのキャリアを活かした開業には最後まで悩みましたが，自分の希望である，多くの患者様と一生涯関わりたいという想いが強く，一般診療所として開業を選択しました．

　家庭医として地域医療へ貢献するため，いざ一般診療所としてより多くの患者様に寄り添い関わることになると，勤務医のときには経験の少ない内科以外の診療科目に対しても，勉強し，経験を積まなければなりません．そのため，小児科医会やプライマリ・ケア連合学会に入会し，良い多くの他科の先生と出会い，数々のセミナーやワークショップを受講して，少しずつ内科以外の専門科目の知識と経験を習得していきました．そういった知識の裏付けのもと，何といっても患者様との日々の外来診療が何よりも大きな学びと

経験になったことは言うまでもありません．現在は，プライマリ・ケア連合学会の指導医の立場として，自信をもって内科以外の診療に関して，自院の医師にアドバイスできるようになりました．

　開業時から医師会活動も積極的に行い，また医師会から，産業医をはじめ，看護学校の講師，学校医，幼稚園の園医などの任務を紹介してくださり兼務することになって，さらに多くのご縁をいただきました．

　こうして全くの落下傘開業でありながら，運良く地元の多くの方々や医師会の先生方とのご縁をいただき助けていただいたからこそ今日までやって来られたのであって，こうした方々の力添えがなければ，決して今のクリニックは存在しなかったでしょう．

④ 開業後に生じた問題・取組み

(1) ES（従業員満足度）の低下とCS（患者満足度）の問題

　集患で悩むか，スタッフ問題で悩むか．

　一般的に，開業医の悩みは，この2つに集約されると私は思っています．集患がうまくいっていない時期にはスタッフ問題はあまり表に出てきませんが，それなりに患者様が来ていただけるようになってクリニックの経営が安定してくるにつれ，スタッフの問題が表面に現れてきます．

　当院も例外ではありませんでした．開業当初から順調に患者様が増え，その頃は予約制でもなかったので，午前と午後の診療前にはクリニックの玄関前に患者様が列を作って待たれるようになりました．

　多くの患者様に来院いただけるクリニックになっていたものの，医師は自分一人しかおらず，常に患者様が溢れている状態で，午前の診療が終わる頃には午後の診療の受付が始まるといった状態のこともあり，休み時間も少なくなり，午後の診療が終わるのも21時過ぎのこともあって，日々の仕事はとても大変でした．それとともに，ぎりぎりのスタッフの勤務体制で，その当時のスタッフには大変苦労をかけたと思います．そして，7年目をピークに，次第に患者様の数も減り始めたのです．当初は，混み合っているので患

者様が当院に嫌気をさして他院に変わられたのだろうと思い込んでいましたが，翌年も患者数が減りました．その一方で，患者様からのクレームも多くなってきたのもその頃からだったと思います．

おそらく，ES（スタッフ満足度）の低下からクリニックの殺伐とした雰囲気，患者様の気持ちに寄り添えてないということが患者様にも伝わって，CS（患者満足度）も低下していたのだと思います．そんななかで，私自身もだんだんと疲れてしまって，「私は何のためにクリニックをやっているのだろう」という思いが日に日に強くなっていきました．患者様のためにという自分の意思ではなく，クリニックのために働いているような感覚になり，これが本当に自分のやりたかったことなのかだろうかと疑問に思うようにもなりました．

しかし，私が倒れてしまったら，ここまで私を信頼してくださってきた地域の方々や大切なスタッフを守れなくなってしまう，開業したときに掲げた理想ともかけ離れてしまいます．患者様と地域の方々と関わり続け，患者様やスタッフを守り続けるためにはどうすれば良いか．あらためて考え直した結果，医師という職人でありながらも，今までとは違った医学以外のいろいろなことを学ばないといけないのだと思い，経営者としての勉強することに決めました．

(2) 不可能を可能にして再成長軌道へ

そんな中で，「システムさえ構築されれば，不可能と思っていたことも可能になる」，ある本を読んでから，自分の意識がはっきりと変わりました．

そしてそれは，成功しているクリニックを見学させてもらったり，さまざまなセミナーや多くの書籍を通して学んだりする中で，次第に確信をもつようになりました．しっかりとしたシステムがあれば上手くいく．さまざまな成功事例を学ぶことで自分には無理だと思い込んでいたことも間違いだったこと，間違った信念（誤解）をもっていたということに気付いたのです．

そもそも，人間は自分の信念が間違っていることなんて考えもしません

し，視野の狭いなかで，自分は正しいと思い込んでいるものですから，自分にはこの状況をどうすることもできないと信じて，なかば諦めてしまうものです．しかし，できないのは，学んでないからうまくいく方法を知らないだけなのです．実際，私は自分の間違った信念を乗り越えて，3つのことを実現しました．

（A）予約制

　当初，当院の医師は私一人でした．急患の方や予約外の初診の方はどうやって診察すれば良いのかと考えると，予約制の導入は絶対に無理だと思いこんでいました．しかし，私が見学に行ったクリニックでは，一人医師で予約制を導入していたのです．つまり，そういうシステムを作れば，一人医師でも予約制で診察できるということを知ったのです．そして，スタッフの反対を押し切って当院では予約制を導入しました．初日こそ混乱しましたが，次第にスタッフも患者様も慣れてきて，待ち時間に関する患者様からのクレームも減って，かえって焦らず一人ひとりの患者様をしっかりと診察できるようになりました．できないと思っていること自体が間違った信念である，予約制を導入して改めてそう気付きました．

（B）医療クラーク制と看護スタッフの充実

　この予約制を支えてくれているのが当院の多くの医療クラークと看護師ス

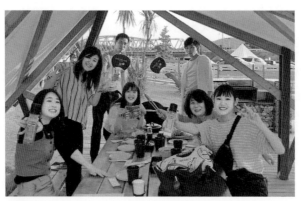

●梶の木会バーベキュー大会とスタッフ

タッフです．医師が本来の仕事である患者様と向き合った診療スタイルと的確な診断と治療方針の作成に集中できるように，現在，当院は多くのスタッフに支えられています．カルテの入力は医療クラークがやってくれるので，医師は診察に集中することができます．一人ひとりの患者様に向き合った診察ができているので，しっかりと患者様の思いに共感することができています．院内の分業制度も充実させて，医師本来の仕事以外を**医療クラークや看護師のスタッフに権限委譲**することで，医師以外のスタッフも，それぞれの部署で患者様としっかりと向き合う姿勢ができるようになり，患者様満足度も高まったと思います．

　また，医師は，医療クラークに多くの煩雑な書類作成業務に手伝ってもらうことで，時間的なゆとりができて，医師本来の医学の勉強にも時間を割くことができるようになりました．

(C) 複数診療

　日々の診療に忙殺されている私の姿を見て，私の友人が複数診療制をアドバイスしてくれていましたが，私は無理だと思い込んでいました．「こんな田舎に，しかも知名度もない当院に医師が来るわけがない」そう思い込んでいたのです．これも間違った信念の一つでした．そんなときに，その先生は，「先生のところにそれだけの患者様が来ることが先生の診療の価値なんだから，先生の実践しているその価値に自信をもっていれば必ず，良い先生が来てくれるよ」といってくれたのです．ハット思い直して，自分にとても自信がもてるようになりました．そして，今は，副院長をはじめ，呼吸器の専門医の先生が私の理念に共感して一緒に梶の木内科医院の価値の実践のお手伝いをしてくれています．

　実現したいと思っていることをひたすら考え続け，それに向かって努力していれば，必ず現実になるということを学びました．

(3) リハビリテーション施設「トレーニングラボ川合」の設立

　開院して10年ほど経ってきたとことところで，かかりつけ患者様の高齢化

とともに，身体機能の低下をきたす方々が増えてきました．

　診療中に，「体を動かしてね」とか「運動習慣を作ってね」といっても，実際に日常生活の中で自主的に運動を取り入れてくれる患者様は皆無でした．高齢者に限らず，運動習慣をつくって習慣化することは，とても大変だと思います．まして，高齢者は，運動中に付き添ってきちんと指導したりアドバイスしたりできる指導者もなく，場所もなく，規則正しい運動スケジュールもないので，運動習慣が作れないのは当たり前のことです．

　そこで，高齢者がしっかりと運動できる，介護保険通所リハビリテーショ

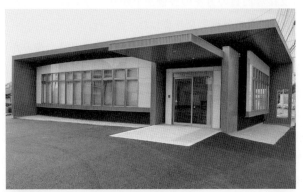

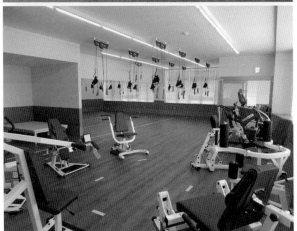

●トレーニングラボ川合

ン（通称デイケア）施設を自前で作ってしまおうと思ったわけです．そして，理学療法士とスポーツトレーナーとのコラボレーションで，個々の身体機能や機能障害に応じたファンクショナルトレーニングを個別に提供しようと考えました．

「給食や入浴のない半日のデイケア施設」というのが岐阜県ではほぼ皆無であったため，創立当初は，介護支援専門員の方々や自治体の担当課の方々にも中々理解してもらえませんでしたが，次第に利用者の方々の身体機能が改善し，日常生活能（ADL）が改善してきたことで，利用者の方々はもちろん，介護支援専門員の方々の評価が上がり，今では，人気の施設となって，定員の空き待ちの状態となりました．

スタッフも，利用者の方々から感謝の言葉を多数頂き，やりがいを持って仕事ができるようになり，理念に共感するスタッフも集まるようになりました．

(4) 可児市第一号の認可型未満児保育施設「梶の木保育園」の設立

一般的にクリニックは，看護スタッフや事務スタッフなどの女性中心の職場です．医療クラークとして技術をもったスタッフや看護スタッフが，結婚・妊娠・出産といったライフステージの変化があります．特に育児休暇が終わった時に，家族の協力が得られない場合，お子さんの預け先がなくて離職しなければならないという問題が生じてきました．せっかく技術を身につけた事務スタッフや看護スタッフが，働きたくても子どもの預け先がなくて働けない，いわゆる「待機児童問題」という社会問題です．

そこで，私は託児所を自院で作ろうと思い，可児市に相談にいったところ，子育て支援法が改正されて，いわゆる未満児（0歳から2歳まで）の保育施設が認可保育所として認められたとのこと，可児市でも多くの待機児童が問題となっているため，認可型保育園として開設して一般の可児市民のお子さんも受け入れてもらえないかとのお話でした．

その頃は，まだ可児市に認可型の未満児対象の保育園がなかったこともあ

落下傘開業で築いた地域密着・貢献型クリニック（梶　尚志）

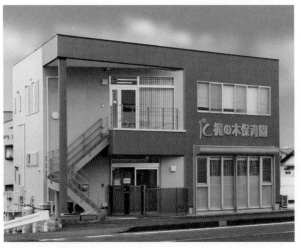

●梶の木保育園

り，可児市も開設にとても前向きで，また当院としては，医療・福祉サービスを通して社会貢献したいという強い思いもありましたので，認可型保育園として開設することとし，可児市の一般のお子様も受け入れて待機児童を減らすことに一役を担うことができました．

また，病児・病後児施設も併設し，病気になったお子様や体調が不良のお子様も，当院の看護師と保育士で預かることができるので，働くお母さんがお子様の体調不良で休まずに仕事を続けることができます．これも，梶の木内科医院併設の保育園という強みと考えています．

(5) 思いに共感する人材を採用し，理念を作成

「私たちは，たくさんの笑顔に出会えるように，健やかで安心・安全な空間を提供し，地域の皆様の一生涯のパートナーになります」

これが当院の掲げるミッションです．2015年頃に「クレドを作りたい」という私の思いに，スタッフが自らの手で創ってくれました．現在は，それに基づいたクリニック運営をしています．「クレド」とは，ラテン語で「信

条」のことです．つまり，医療法人梶の木会はこういう想いで運営し，「クレド」に基づいた行動指針を定めているといことです．

　クレドを中心にしたクリニックに変えるには採用基準そのものを変えないといけないと思い，どんなにオペレーションが苦しくても，数合わせの採用をやめて理念を中心にした採用基準に変えました．医師の採用も同様で，理念と当院の診療方針に共感していただける方のみを採用をしたいと考えています．

　採用基準をしっかりと決めて入口管理をすることによって，理念に共感した良いスタッフに恵まれて，スタッフ自身も人間関係もとても良く働きやすいと言ってくれています．理念に共感しているスタッフばかりなので不平不満が少なくなり，むしろ「どうすればより良いクリニックになるか」を話す時間が圧倒的に増えていると思います．

　また，最近，それぞれのスタッフの役割がさらに明確になり，クリニックの中で自分の強みをもっと活かしてどういうポジションで仕事もしていきたいかという意識が芽生えてきました．現在では，医療クラークとしての日常業務を行いながら，マーケティングや人事，採用，Web，データ分析など，新しい役割を担うスタッフが誕生し始めています．まだ道半ばではありますが，スタッフの成長が患者様への恩返しにつながると思っています．

⑤ 妻と子どもへの感謝とスタッフメンバーへの感謝

　今日までの道のりを振り返ったとき，家族への感謝は尽きません．妻はもちろん，子どもたちにも苦労を掛けました．

　開業した頃は，まだ小学生だった子どもたちはお腹を空かして毎日私や妻の仕事が終わるのを2階の自宅で待ってくれていました．卒業式も入学式も出ることもできなかったので，可哀想なことをしたと思っています．

　妻はもともと薬剤師でしたので開業してからは院内の調剤業務を一手に担ってくれていました．裏方に妻がおり，スタッフ間の人間関係やスタッフ

個人の悩みなどに関わってくれていたので，スムーズに物事が運ぶことも多くあり，ここまで辿りつけたと思って感謝しています．

だからこそ，当院に勤務しているドクターをはじめ，スタッフには私たちと同じ思いを味わってほしくないという思いが強く，できるだけ働きやすい環境づくりをしていこうと力を入れています．

複数診療にした結果，スタッフは早く帰れるようになり，また，スタッフが多いために有給休暇も自由に取れる環境で，ドクターも子供の授業参観や行事など学校のスケジュールに合わせて，積極的に休んでもらっています．病児保育室もあるので，お子さんが体調を崩しても安心です．

梶の木内科医院に限らず，トレーニングラボ川合，梶の木保育園のスタッフメンバーは，医療法人梶の木会の大切な宝物です．開業から20年にわたって，どんなときにもスタッフメンバーに支えられ続けてもらえたからこそ，今の医療法人梶の木会ならではの質の高い医療・福祉サービスが提供できていると思っていますので，医療法人梶の木会のスタッフメンバーには感謝の気持ちでいっぱいです．

これからは，社会貢献と人材育成を私の大きなテーマとして掲げ，医療法人梶の木会を100年，200年続く組織にしたいと考えています．

6 開業を考えている先生方へのメッセージ

これから開業を考えている先生に向けて，大切な考え方があると私は思っています．

これからの開業医に求められるものは，医師という職人的な職業観だけではなく，起業家という意識ももつことだということです．

私は，今の医療業界は資格や腕さえよければ成り立つ時代ではなくなってきていると実感しています．医業といえども，今や新規開業はとても大変だと感じています．特に新型コロナウイルス感染症の影響で，既存の多くの医療機関で診療抑制が起こっている現実をみると，技術だけをもって開業してもうまくいかないのではないでしょうか．開業してただ外来診療を仕事にす

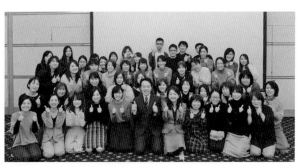

●梶の木会感謝の会の様子

るという認識だけではなく，その後に何を見ているのかという感覚が必要だ
と思っています．外来診療というサービスを通して，組織を育てて人を育
て，社会貢献をしていく．そこまでの意識をもってやっていかなければ，新
型コロナウィルス感染症を通した新しい時代に生き残って行くことが難しい
と考えています．

　起業家として開業医を考えるに，スタートアップ企業などを参考にした
り，現在も成功されている創業者の方々がどんな経験をして，どんな勉強を
して成功されたのかを医業とは離れて学ぶこともとてもプラスになります．

　そして，実際に開業を考えたときに，基幹病院に勤めた後，その近隣に開
業されるケースも少なくありません．しかし，勤めていた病院と開業しよう
とするクリニックとでは，患者層，設備，スタッフの人員や運営システムも
全く異なり，実際に開業してすぐにギャップを感じられるかもしれません．
たとえば，料理人の世界ではレシピが手元にあって，そのレシピ通りにつ
くっても同じ料理はできないといわれています．その細かな味付けやお客様
に合わせてアレンジをして提供しなければ，お客様の満足のいく料理は提供
できません．そのノウハウをシェフからしっかりと学びながら自分で考えて
創作していくことが，独立開業のためには大切だと思います．

　クリニックの開業も同じことだと思っています．ホテルの厨房を見学する
だけでは何も習得できないのと同じで，自分が目指そうとしているクリニッ

クに近い業態のクリニックで数年勤めてみるといいかもしれません.

　ですから,もし今後,将来独立開業を目指している先生で,当院のスタイルを学びたいと思われる方がいらっしゃれば,喜んで仲間として受け入れていきたいと考えていますし,先生方の将来の幸せのために力一杯応援をさせていただきたいと思っています.当院の価値観に共感いただき,実践していただけるドクターが増えたら,さらに人への貢献,社会への貢献につながることでしょう.

　また,今まで,私はM.A.Fのセミナーを通して,M.A.Fを主宰されている梅岡比俊先生はじめ,同業他科の先生方からの学びや,異業種の方々の講演を聞いてとても刺激を受けました.特に,梅岡先生は,先生の初めての書籍を読んで以来,ずっと憧れを抱いていた先生です.その先生と偶然にもご縁をいただくことができ,そして先生の主宰されているM.A.Fのメンバーに加えていただき学ぶことができたことに,日々感謝しています.今でも,梅岡先生に多くのアドバイスをいただきとても助かっています,特に今回の新型コロナウイルス感染症流行の状況下で,いち早く事業継続のアドバイス

落下傘開業で築いた地域密着・貢献型クリニック(梶　尚志)

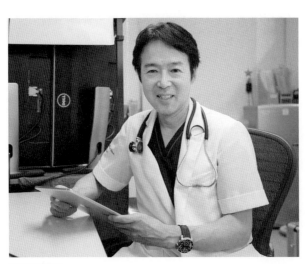

●筆者近影

やオンライン診療の情報など，自分一人では調べて実行するにはとても時間のかかることを，M.A.F を通して多くの勉強をさせていただき，スピーディーにとりかかることができました．

　M.A.F に参加して，まだまだ自分の知らない世界があるのだと思うのと同時に，もっと良いクリニック，理想の組織をつくっていくための学びを，一流の先生たちとの交流を通して得られる喜びを感じました．そうすることで，自分や自分の家族だけでなく，スタッフやスタッフの家族も幸せになれるよう取り組んできましたし，今後も多くの学びを通して，取り組み続けたいと思っています．

　私が開業した時代は，医師というだけで経営が成り立つ時代だったと思います．しかし，日本のこれからの先行きが見えない不安定な時代は，医業といえども厳しい時代がやってくると思っています．特に新型コロナウイルス感染症が解決した後も，社会のあり方，仕事のあり方，生活様式の変化など，現段階では想像できないような時代が来ると予想されています．しかし，そういった難しい環境になるからこそ，起業家という意識をしっかりと持った方が大きく成功するのは間違いないのではないでしょうか．

　最後に，今回の共著者としてお誘いくださり，貴重な機会をくださった梅岡先生に感謝いたします．

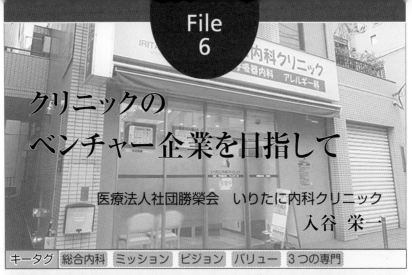

File 6

クリニックの ベンチャー企業を目指して

医療法人社団勝榮会　いりたに内科クリニック

入谷 栄一

キータグ　総合内科　ミッション　ビジョン　バリュー　3つの専門

クリニックプロフィール	
専門科	内科（呼吸器・循環器・消化器・アレルギー）・皮膚科
開院年	2013年9月
地域	東京都杉並区
スタッフ人数	約40名（非常勤含む）
分院	なし
理念	患者の想いを聴き応え超える，関わる人全てに「安心」と「幸せ」を届ける企業であり続ける

はじめに

　私たち医療法人社団勝榮会は，東京都杉並区にありますが，少し歩けば中野区，渋谷区，世田谷区にも隣接する何とも奇妙な場所に存在します．

　そんな場所で2013年9月に敷地面積28坪，パート5名で「いりたに内科クリニック」の歴史が始まりました．

　開院3年目になると呼吸器専門医のほか，循環器専門医や消化器専門医，アレルギー専門医，皮膚科専門医など，非常勤医師を合わせて16人も在籍する総合内科クリニックになりました．

　2016年3月には，「勝榮会」として法人を設立すると同時に「外来部門」「在宅部門」の2本柱での運営を開始しました．

　こう言うと，すごく経営が上手いと思われがちですが，決してそんなことはありません．今でもフランチャイズでいくつものクリニックを展開してい

く能力はありません.

　ですがなぜ,今日までクリニックを成長させていくことができたかというと,開院当初より"理念"を徹底的に実践してきたからに他なりません.

・自分は何をしたいのか?
・なぜ勝榮会が存在するのか?
・なぜ勝榮会でなくてはいけないのか?

　ここのベクトルを社員と一致させることで困難を乗り越えてきました.

　私の開業の原点は「患者の想いを聴き応え超える」です.

　この言葉は当院の理念であると同時に,開業医としての私の生き様そのものだと言って過言ではありません.この言葉に出会えたからこそ,多くのスタッフが集まり,総勢16名の医師のほか,看護師や臨床検査技師,医療事務,管理栄養士,メディカルソーシャルワーカー,医療コンシェルジュなど40人を超えるプロフェッショナル集団をつくり上げることができました.

① 開業間もない頃の成功と失敗

「患者の想いを聴き応え超える」

　これが開業当初より私が掲げていた理念です.当時,理念をつくるため,さまざまな事例を調べたのですが「患者様第一」「良質な医療」といった理念がどうも腑に落ちませんでした.

　"患者様第一","良質な医療"はよく聞く言葉ですが,抽象的すぎてイメージが湧きません.イメージできないことは実現することはできません.何がふさわしいのか色々と考えた結果,「患者さんの想いを聴くのは当たり前,応えるのも当たり前,それらを超えていきたい」とピンときました.

　これを実践していけば患者さんのニーズから絶対に外れることはありません.

　「患者の想いを聴き応え超える」は,まさに私がやりたい医療そのものです.そこでこのワンメッセージを掲げて開業をしました.

　ありがたいことに開業と同時にクリニックは賑やかになりました.実を言

うと，開業以来，集患で苦労したことはありません．すぐに黒字を叩き出しています．開業前に念入りに診療圏調査をしたり，先人の成功例を徹底的に学び，ベストな理念とベストな場所でオープンしたからこそ，広告などを出さなくても流行するクリニックになったのです．経営者として，これ以上嬉しいことはありません．

しかし，それが落とし穴でした．当時，スタッフは私とパートスタッフ5人の計6人です．しかも医療の経験者は大病院しか経験のない看護師1名，事務1名の2名だけです．こうした脆弱なオペレーションでは1日50人以上もの患者さんが来院されたら対応しきれません．その結果，1年も経つ頃には忙し過ぎて，スタッフは疲弊し切っていました．

患者の想いを聴き応え超える．その実現を目指して開業したのに，いつしか真逆の現象が起きていました．理念を実現しようと頑張れば頑張るほど，患者さんは来院してくださいます．しかし一方で，対応しきれずに毎日クレームが出ないようにすることで精一杯だったのです．私は，こんなことをしたくて開業したわけではありません．一体何のために開業したのかわからなくなりました．スタッフも暗く沈んでいました．

こうした理念に近づこうと思えば思うほど，現場の雑務に追われて理念とかけ離れていくジレンマの解決に頭を悩ます日々が続きました．

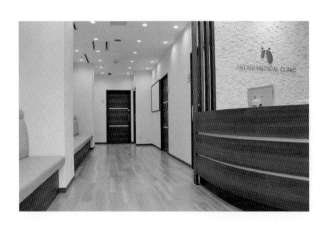

② そこからの学びと転機となった取組み

(1) ミッション・ビジョン・バリューの策定

　パートだけでは回らない．そこで2年目から積極的に採用活動を行い，正社員の看護師や医療事務を募集しました．

　同時に，クラークの導入も始めました．診察中もずっとカルテを打ち込んでいて，患者さんと十分に向き合うことができない．本当にやりたい医療を行えていない．そう思い，クラークを育てることに決めました．

　今や，当院にクラークの存在は欠かせません．患者さんは医師に遠慮して言えないことがたくさんあります．クラークには患者さんの表情も観察するよう指示しているので，わずかな変化も見逃しません．患者さんが不安なまま診察室から出たらすぐに駆け寄って「今の説明でわかりましたか」「何か不安はありませんか」とフォローをします．当院のファンづくりは，入り口から出口まで連帯責任で行っています．

　しかし，それは少し先の話．導入当時は，採用を増やした結果，理念に共感していないスタッフがたくさん入社してくるようになりました．つまり，ミスマッチが増えてしまったのです．私は理念の実現を求めています．それが達成できないのなら，クリニックの存在は不要とさえ思っています．だから，「自宅から近いから」とか「給与が良いから」という理由で入社してきても長続きはしません．私とゴールが全く違います．お互いが不幸になるだけです．私がどのような思いで開業をしたのか．その思いを知ってもらわないといけません．それからしばらくは看護師や医療事務を中心に採用しては退職するという悪いサイクルから抜け出せずにいました．

　ところが開業3年目を過ぎた頃から，理念に共感する人材がクリニックに残るようになります．その頃，私も「患者の想いを聴き応え超える」という理念だけではスタッフが疲弊してしまうと思い知らされていました．

　どうしようかと考えた結果，理念の内容をさらに進化させて，

　「関わる人全てに『安心』と『幸せ』を届ける企業であり続けます」とい

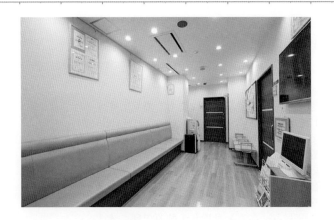

うミッションと「『教育』から人が集まる日本一のモデルクリニックになります」というビジョンをつくりました．開業 5 年目のことです．随分前から，私の頭の中にあった想いですが，言語化をしていませんでした．スタッフももやもやした気持ちがあったことでしょう．

　ただ理念は詳しく指示しないほうがうまくいくと思っています．事実は 1 つ，解釈は無数です．たとえば，「超える」ということは，言われてできるものでもありません．患者さんが何を望んでいるかを意識してほしいと指し示した後は，どのルートでそこに到達しても構わないというスタンスです．もし私が理念に細かい指示や説明を付け加えたら，スタッフは疲弊してしまうでしょう．院長にも個性があるようにスタッフにもそれぞれの個性があります．目指すゴールが一緒であれば，個性同士のぶつかり合いは新たな気づきを生み出します．このミッションとビジョンを伝えたあとは，私はスタッフにあるお願いをしました．

　「皆で話し合ってバリューを作ってください．私はミッション，ビジョンを実現したいけれど，現場のことは現場がよく知っています．どうすれば，それが達成できるのか皆の力を貸してください」，と．

　バリューは皆で決めるからこそ，しっかりと約束を守ってくれます．それにスタッフが決めた方がそれぞれの言葉に血が通います．このバリューは年

始の 1 月 4 日から 1 泊 2 日の合宿で完成させました.

それが以下の 10 個です.

① いつもスマイル, 素直な心で接します
② 内面・外見ともに美しい人でいます
③ あいさつ・掃除など基本的なことを徹底します
④ 互いに信頼し, 助け合います〜One for all, all for one !!〜
⑤ 関わる人全てにありがとうを伝えます〜感謝の気持ちを常に心に〜
⑥ 想いを聴き, 応え, 超えます
⑦ 誇りと愛情を持って, 仕事をやり遂げます
⑧ 自ら課題を発見し, 自らその解決に取り組みます
⑨ 教育を通して共に成長します
⑩ 変化を楽しみ, 高みを目指し, 強みで勝ちます

　バリュー完成後, スタッフの自主性はさらに高まりました. 教育体制満足度や職場環境満足度を図るアンケートを活用したり, 週や月単位で定例会議を開催して, 理念の実現に向けて何をすれば良いのかを話し合っています. 理念に共感していないと, こうした活動はやらされ感が出てしまい, 不満の原因となります. 理念に共感する人が増えたからこそ, 今度はその達成にフォーカスできるようになりました.

(2) 理念が導いてくれた想像を超えるステージ

　「私は院長に付いて行っているわけではありません. 院長が理念からブレたら私は辞めます」.

　当院には私にそう言い放つスタッフがいます.

　しかし, 彼女がサブマネージャーとして活躍してくれているからこそ, クリニックがうまく回っています. 私の考えをスタッフに通訳してくれる存在がいるので, 権限を委譲するマネジメントができるようになりました. ここまで来るのに 5, 6 年はかかっています.

　今, 私が本当に望んでいることは, スタッフの幸せです. 私一人では限界があります. だからこそ, 一緒に理念を実現しようと頑張ってくれるスタッ

フは，どんなことがあっても守るつもりです．

　これくらい大切にしたいメンバーを集めることができたのも理念の力に他なりません．理念とは目的の明確化です．院長が本気で何をしたいのか．まずはゴールをしっかりと定めることが大切です．理念が思い浮かばなければ，何のために開業するかでも良いでしょう．理念がお金儲けでも構いません．それを掲げたら「お金がほしい」と同じ思いをもった人を集めます．理念の形は人それぞれです．だから明確にしなければなりません．お金がほしいのか，プライベートを大切にしたいのか，人間として成長したいのかでは運営の方向性が全く違います．理念を明確にするからこそ，それに共感する人が集まってきます．

　最初は当院の理念の中に"スタッフ"という言葉は入っていませんでした．しかし途中でスタッフがいなければ誰も幸せにならないと気付いて必然的に入りました．その瞬間，当院はスタッフファーストに変わりました．スタッフが大切だから教育にも力を入れることができます．徹底的にしっかりと向き合えるのです．同じ言葉でも昔と今では，その深さも重みも違います．ずっと理念と向き合ってきたからこそ，その言葉が血肉となって経営に落とし込まれています．

　問題のないクリニックは存在しません．患者やスタッフが増えれば増えるほど，新たな課題が出てきます．当院では理念に共感するメンバーが集まっ

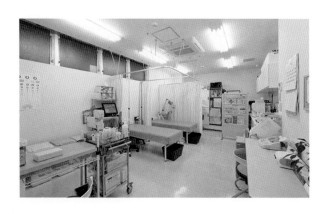

た結果，問題解決ができるチームづくりが出来上がりつつあります．

　私は理念の実現ができなかったら，開業医を辞める覚悟もあります．お金儲けだけをしたくてクリニックをやっているわけではありません．理念の実現が何よりも重要なポイントと捉えています．理念の実現を目指して，一生懸命に取り組んでくれるスタッフがいる．だからこそ，私は理念からブレるわけにはいかない．

　私に付いてこなくても，理念に付いてくるのであれば構わないと思っています．私と理念は一心同体です．理念が好きであるなら，言葉にしていなくても私の考えも好きということです．

③ ロケットスタートするためのアドバイス

　情熱を持って開業する先生は，ロケットスタートをしたいと思っていることでしょう．ロケットスタートするには開業前の1年間は非常に重要な時期です．盛業されている先生のアドバイスを忠実に実行すれば必ずロケットスタートを切れると思います．

　また盛業されている先生の多くは，勤務医時代から「ファン作りがうまい」という共通点がありました．このファンとは患者さんだけではありません．スタッフや同僚も含めたファン作りです．ここを特に意識しながら，私は3つの武器を身につけました．

(1) 3つの専門を身につけた

　開業したらすべての病気をオールマイティーに診察できるようになることでした．理由は明確です．患者さんの信頼を一瞬で裏切るメッセージに「専門外だから」があります．これは開業医にはNGワードです．

　だからこそ，呼吸器を軸にしながら，ゼネラリストになりたいと考えていました．呼吸器はできてあたり前．内科だけでなく外科もできる．そうした医師になれるようなキャリアを歩み，3つの専門をもつまでになりました．

　まずは「がん」治療に携わったことです．喘息などのアレルギー疾患から肺

癌など生死に関わる病気と向き合いました．命と対峙することで医師としての倫理観はもちろん，自分自身の人生観も磨かれました．

　2つめは，「在宅診療」にも力を注ぎました．この分野に関しても，20年以上のキャリアがあります．在宅医療は介護する人が倒れたら医療が継続できません．そのため家族全員を診ることが必要です．患者さんだけを診察したら良いというわけではありません．究極はペットの医療相談まで対応したこともあります．専門外の領域でも幅広く対応しなければならない環境に身を置いて，医師としての引き出しはグッと広がりました．

　3つめは補完代替療法です．医師の仕事は薬を出すことではありません．薬を減らすことや，薬をやめたい患者の気持ちを知ることは重要な役目です．私自身，針や鍼灸に興味があり，大学では「アガリスク」の臨床研究をしていたこともあり，現代医療だけでなく東洋医学も学んでいました．偏見をもたず，必要な知識を貪欲に吸収した結果，アロマやハーブ治療にも精通するようになりました．こうした幅広い経験は，「たまたま近くにあるから」，「薬だけもらえばいいから」など，資格があればどの先生でもできることから一歩進め，「この先生にずっと診てもらいたい」，「先生と会うだけで安心」と言ってもらえる医師に近づく事ができたと思っています．

(2) スペシャリストな先生たちとの繋がり

　開業医は人脈も大きな武器です．独立に向けた準備を行いながら，私はい

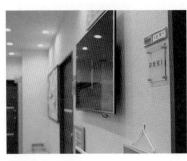

●大型モニター

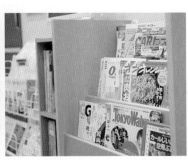

●マガジンラック

ろいろな集まりに参加しました．そして開業後，自分の読みに間違いはな
かったと確信しています．専門外でわからないことがあれば一流の先生を紹
介すると，クリニックの評判があがります．それがクリニック成功にもつな
がります．また患者さんが混みすぎて一人で診れない状態になったとき
も，人脈が大きく活きてきます．当院は 16 人も医師がいますが，こうした
人脈が大きかったです．ぜひこれから開業を考えている先生がいましたら，
同級生や医局の先輩・後輩とも積極的にコミュニケーションを取るようにし
てください．

(3) 経営者としてのベースづくり

2009 年，私は大学病院に籍を置きながら『病気が消える習慣』（経済界）
という本を出版しました．3 刷で約 2 万部売れましたが，肺癌チームの中枢
にいる立場でこうした補完代替療法の出版には不安がありました．しかし
「患者の想いを聴き応え超える」の信念があったからこそ，出版に踏み切る
ことができました．幸い，今までの信頼構築のおかげで何も影響はありませ
んでした．信念がリスクを超え，信頼がそれを後押しする事を実感しまし
た．

こうした出版を通じ，出版記念セミナー，異業種交流会，マーケティン
グ，営業など医療とは関係ないことにも時間と労力を費やしました．今思え
ばこれも役に立っています．クリニック経営は医療だけしていても成功はし
ません．院長は営業，人事労務，経理など医療以外の仕事が山積みです．専
門家に任せればいいやという考え方ですとロケットスタートは難しいと思い
ます．

④ 開業に挑戦したい方へのメッセージ

(1) 焦らず入念な準備と開業後は勉強し続ける

これこそ開業に向けて，大切な姿勢です．

私は 2013 年 9 月に開業しましたが，本格的な開業の準備は 2011 年から始

めていました．開業で重要なのが「開業して何をやりたいか」です．開業あ
りきではありません．自分が何をやりたいかが明確になって初めて開業場所
も決まります．

　私の場合，開業場所は理念をもって患者を幸せにしたい，この理念をもっ
てクリニックを大きくしたいと考えていました．また在宅医療の経験も生か
したいと思っていたので，夜中に呼び出されても通える自宅から 30 分以内
がベストでした．そうした条件を踏まえた上で，診療圏調査を行った結果，
導き出されたエリアを 3 カ所に絞りました．そこからは物件が空くまでひた
すら待ちます．いつでも開業できるように自分磨きに全力を注いでいまし
た．

　物件が空いているかといって，すぐに開業をしてはいけません．開業する
ならどこででもできます．大切なのは，何のためにという軸です．もし診療
圏調査の結果が，良い物件が空いていたからといって開業したら，そのエリ
アのニーズに合わせなければなりません．やりたいことを我慢して，やりた
くない医療をすることは最大のリスクと感じています．

(2) 開業物件が決まったら

　ホームページの原稿は院長先生自らが本気で作ってください．開院時に作
るホームページの目的は集客だけではありません．院長の思いを言語化する
ことで，本当に自分がやりたい医療や価値観が見えてきます．理想は本を一
冊分書けるくらいの原稿を書きます．当院のホームページは本 3 冊分，102
ページの文章量があります．誰かに書いてもらったわけではありません．内
科専門医試験勉強の 10 倍くらい時間をかけました．ライターさんが書いた
きれいで無難な原稿に患者さんは心を打たれません．院長が何をやりたいの
か，何を大切にしているのかが明確でないと，良いスタッフや患者さんは離
れていってしまうかもしれません．何のために開業をするのか．それを言え
るまでは開業をしないほうが良いと思っている位です．といっても今まで訓
練をしてきたわけではないので，すぐに言語化できないと思います．私の場

合，開業セミナー，異業種交流会，他院見学会など積極的に参加しました．他院のホームページをネットサーフィンするのでも良いと思います．こうしたことをすることで理念をブラッシュアップさせていきました．

　開業して何をしたいか．家族との時間，QOL，お金儲け，分院展開をしたいのかなど，考えてみてください．どれもが正解ですので，かっこつける必要はありません．本当にやりたいことを言語化します．そのメッセージを胸に開業すれば，成功に近づくことができ，スタッフにも恵まれます．

　また開業したら診療だけをやっていれば良いというわけではありません．集患や採用，マネジメントと，さまざまな問題が出てきます．それらを乗り越えるために必要なのはテクニックではありません．想いです．だからこそ，想いが定まらないのに焦っても意味がありません．想いと覚悟が定まらないまま開業すると，表面上うまくいったとしても，ずっと不安は消えません．大きくなればなるほど，その不安も大きくなっていくと思います．

　いま，自分を支えてくれるものは理念です．私の心の拠り所は「患者さんの想いを聴き応え超える」，これを一緒に実践してくれる仲間がたくさんい

院長挨拶

この先生にずっと診てもらいたい

「この先生にずっと診てもらいたい」

はじめまして．ホームページをご覧頂きありがとうございます．2013年9月に開院し，以来私たちは理念に基づいた診療を心がけてきました．

様々な理念がある中，特に大事にしていることは「患者の想いを聴き応え超える」です．

これを実現するには，患者さんと真摯に向き合うことが不可欠です．

「たまたま近くにあるから」，「薬だけもらえばいいから」ではなく，「この先生にずっと診てもらいたい」，「ここに来れば安心」と言ってもらいたいと真剣に考えています．

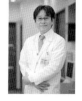

「ここにくれば安心する」と感じてほしい

これは職員一同が患者さんをお迎えする上で常に心の中にあることです．

「地域の皆様に安心して頂けるクリニック」になるために，日々改善に取り組んでおります．

そんな中で，「水曜日にまた休みだったので・・・」とのお声を頂くことがありました．当院を頼りにしてくださる地域の患者さんが，急な症状でいつも安心して受診できるようにしなくてはならないと開院当初から感じており，2015年4月より水曜日の休診を止め，月曜から土曜まで診療することにしました．

また，一般内科として幅広い窓口を持ちながら，必要に応じて専門の医師に相談できるということも患者さんのメリットになると考え，循環器専門，消化器専門，皮膚科専門医による専門外来もスタートし，より多くの地域貢献を目指して，2016年の5月に「膳染会」として法人の設立を行いました．

医師が複数人数在籍することにより，「女性医師がいい」とのニーズにも応えられるようになりました．

ここにくれば安心する

ることです.

最後に

　私たちはクリニックのベンチャー企業を目指しています．従来の医療機関という枠にとらわれず，法律に基づきクリーンな経営下で関わる人が幸せになるならば，幅広い試みに挑戦していきたいと思います．私たちの理念やマインドがどんどん浸透していく分院展開をしていきたいです．理念を無視したフランチャイズをやるつもりはありません．やりたいのは勝榮会の理念を社会に浸透させ，関わる人を幸せにすることだからです．勝榮会の理念をどんどん広めたいというスタッフが現れるまでは，分院は出しません．「こんなに良い理念が広まらないのはおかしい」となったタイミングで分院を展開できたらと思っています.

　もう一点，教育にも力をいれます．成長する事が楽しみという組織でありたい．私は大学病院で，多くのチャンスをもらい，やりたいことをやらせてもらって成長することができました．だからこそ，開業後も同じような環境をつくろうと思い，積極的にスタッフにチャンスを与えています．上の世代が受けた恩を下の世代に返していく．私はたくさんのチャンスをいただいて幸せになりました．スタッフにも幸せになってほしいからこそ，たくさんのチャンスを与えていきます.

　こうした考えを持つようになったターニングポイントはM.A.Fとの出会いです．しっかりとした理念をもっている先生たちとの交流を通して，私の意識も変化しました．それが大きく飛躍するきっかけになっています．自分がすごいと思ったことは一度もありません．もっと頑張らないといけない．いつもそう思っています．だからこそ，すごい先生たちの背中を間近で追いかけることができる環境に身が置けるように，常に成長するよう行動しています.

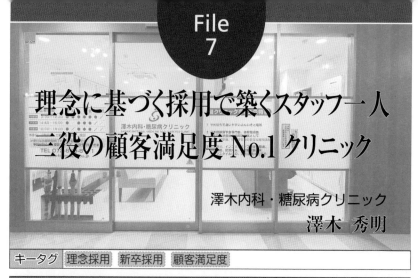

理念に基づく採用で築くスタッフ一人三役の顧客満足度 No.1 クリニック

澤木内科・糖尿病クリニック

澤木 秀明

| キータグ | 理念採用 | 新卒採用 | 顧客満足度 |

クリニックプロフィール	
専 門 科	糖尿病内科・内科
開 院 年	2016 年
地 域	大阪府高槻市
スタッフ人数	医師 5 人（常勤 1 人，非常勤 4 人），看護師 4 人，管理栄養士 2 人，医療コンシェルジュ 3 人，秘書 1 人
分 院	なし
理 念	**運営理念**：安心で笑顔あふれる幸福な納得のいく人生を提案する **ミッション**：糖尿病難民をなくす **ビジョン**：患者さんがクリニックに来るのが楽しみで前向きに安心，笑顔，幸福に満たされた人生を送ること

はじめに

　私が目指したい方向と違うのかもしれない.

　総合病院の糖尿病センターでセンター長を務めていたとき，私はふと迷いを感じました. 仕事にやりがいはありました. 上司も理解がある方で，不満は特にありませんでした. ですが，もっと患者様に寄り添う時間を長く取りたいという思いが日に日に強くなっていたのです. ジレンマを抱えたままだと迷惑をかけてしまう. どういう選択をするべきなのだろうか. そのときです. 独立開業という選択肢が頭をよぎったのは.

　とはいえ，私は当時，40 歳を超えていました. 医師としてのキャリアもすでに 20 年近くありました. それでも独立を決めたのは，医師に憧れたと

きに感じた理想に導かれたからかもしれません．祖父母に親身に寄り添って
くれた先生のような治療をしたい．それを実現するならば時間がありませ
ん．よし，独立開業をしよう．44歳のときに決意を固め，2016年11月，
「澤木内科・糖尿病クリニック」を開院しました．

当院はJR京都線高槻駅の目の前のビルに入っています．ターゲットは忙
しくて，大きな病院に行く時間のない40歳代から50歳代のビジネスパーソ
ンです．好立地にクリニックを構えられたお陰で，大阪府高槻市の方はもち
ろん，滋賀県や京都府，兵庫県など周辺府県から電車で来院される患者様も
少なくありません．中には2時間くらい掛けて通ってくれる患者様もいま
す．

当院は糖尿病の中でも，1型糖尿病の治療を得意としています．昨今，1
型糖尿病は治療の進歩が著しい分野です．外来でできる治療が毎年どんどん
と増えており，必ずしも入院を必要としません．当院でもインスリン注入ポ
ンプやリアルタイムCGMといった最新の機器を導入し，大病院に負けない
設備を整えています．最先端の治療が外来で気軽に受けられる．そうした差
別化を行い，多くの患者様に選ばれるクリニックに成長しました．

もちろんスタッフも優秀な人材ばかりです．理念に沿ったクリニック運営
を実現してくれて，これからさらに飛躍していける手応えを感じています．

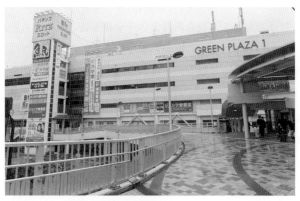

●クリニックが入居する駅目の前のビル

理念に基づく採用で築くスタッフ一人三役の顧客満足度No.1クリニック（澤木 秀明）

しかし，ここにたどり着くまでには多くの困難がありました．私がどのようにクリニックをつくりあげてきたか．そのリアルな姿をありのままにお伝えします．これから開業をされる先生の困難が，私の話で少しでも軽減されたら幸いです．

① 恩師との出会いに導かれて

病気にならないための対応をいかに元気なうちに考えるか．糖尿病治療のやりがいは，そこに集約されているのではないでしょうか．

私が糖尿病治療に興味を覚えたのは，母校の大阪医科大学の第一内科で研修医をしていた頃です．大阪医科大学の第一内科にはいろいろな診療科が集まっています．血液疾患や呼吸器，循環器，神経，肝臓，膠原病といった科の中に糖尿病代謝・内分泌内科もありました．当時としては，一つの科でさまざまな治療に対応できるのは非常に珍しかったと思います．そのお陰もあり，研修医時代，ほとんどの内科の分野を勉強することができました．

その中で糖尿病に惹かれた一番の理由は，患者様と長く付き合うことができるからです．糖尿病は完治しないので，医師は患者様の人生に寄り添っていかなければなりません．患者様に寄り添った治療を行う医師になりたい．そう思っていた私にうってつけの分野です．

また，糖尿病はいろいろな病気の原因になります．だからこそ，糖尿病という専門分野はもちろん，総合内科という全体を見る視点ももたなければなりません．その振り幅の広さにも面白みを覚えました．

そして最大の決め手が恩師との出会いです．研修医としての期間が終わる頃，大学に糖尿病専門の先生が赴任してきました．最先端の治療法を教えてくれたのはもちろん，率先垂範で医師としてあるべき姿を見せてくれました．人柄も非の打ちどころがなく，とても尊敬できる人格者でした．その方こそ，私の恩師となる花房俊昭先生です．先生の姿を間近で見ているうちに，「自分も花房先生のようになりたい」と思い，糖尿病治療の専門医としての道を歩むことに決めました．

　そもそも糖尿病は生活習慣病と呼ばれます．その名称から「生活習慣が悪いから糖尿病になったのでは？」というレッテルを貼られがちです．実際，そうした偏見に苦しんでいる患者様は少なくありません．しかし，糖尿病はカロリー過多や運動不足とは関係なく，体質的になってしまう人もたくさんいます．毎日２時間くらい歩いても血糖値のコントロールが難しい人もいます．

　生活習慣ではなく，糖不全．つまり，糖の調整がうまくいかない人たちなのです．それにも関わらず病院に行くと，医師に怒られてしまう．患者様も叱られるところには行きたくはありません．医師のことを嫌いになったら，何を言ったとしても耳を閉ざしてしまいます．

　こうした背景を踏まえて，**性善説に立つスタンス**を思いつきました．「患者様は患者様なりのベストを尽くしている．だから，できていないことよりも，**できたことに焦点を当てて褒めてあげよう**．そうやって人間関係を築けば，やがて本音を語ってくれるようになるから」，と．私の診察スタイルのベースになっています．

　私が医師として心がけているのは，病気を治すというより，**病気がその患者様の人生を妨げないようにすること**です．こういう考え方が「安心で，笑顔あふれる，幸福な納得のいく人生を提案する」という澤木内科・糖尿病クリニックのミッションにもつながっています．

② 理念を実践することの難しさ

(1) 開業前の準備

　経営者の想いが通じて，スタッフが集まり，原理原則に基づいて成長していく．そのサイクルはクリニックの成長にもつながる．理念経営とは何たるか．2016年11月の開院に向けて，私はたくさんの勉強会に参加していました．

　開院場所は私の家から徒歩5分の場所です．母校の大阪医科大学の近くで，しかも駅前に立地するビルという好条件の物件を見つけました．周辺に

糖尿病の開業された専門医はいません．そのため開院をしたら，ある程度，患者様は集まるだろうと思っていました．また，近隣の基幹病院の糖尿病専門医とはほとんど顔なじみです．そのつながりの中から紹介もあるだろうと見込んでいたので集患は心配していませんでした．

　そうなれば，次はクリニックのマネジメントの準備です．そこで実にさまざまな勉強会に顔を出しました．まず，信愛クリニックの井出広幸先生が開催されている「開業応援塾」です．神奈川県鎌倉市の大船まで通い，理念と一致する方と医院を運営することが社会に役立つクリニックの実現につながると学びました．また，人材教育コンサルティング会社のアチーブメント株式会社の「経営実践塾」にも参加し，理念経営の大切さを学びます．そして静岡の溝口ファミリークリニックの溝口哲弘院長が主催する「Clinic Management Association：CMA」にも参加し，クリニックのマネジメント手法を教わりました．

(2) 開業と２つのつまずき

　こうした勉強会への参加を通して，経営の根幹は理念だと確信しました．理念に基づいた行動をしないと優秀な人材から辞めてしまう．そうならないためにも，開業に向けて理念をベースにした体制作りを行いました．縁がある人を幸せにできる社会に役立つクリニックを作ろう．そう考え，「愛，感謝，貢献」を信条として掲げてオープン日を迎えました．

(A) スタッフマネジメントのつまずき

　その結果，どうなったかと言うと，開院から１カ月で４人中３人のスタッフが辞めると言い出してしまいました．この結果は衝撃的でした．失敗しないように，開業前に念には念を入れて準備を重ねてきたのですから．誰よりも私自身が一番うまくスタートを切れるだろうと思っていました．だからこそ，開業してすぐにつまずいたショックは大きかったのです．

　ですが，今なら，どこで失敗したかわかります．最初のつまずきは，想いを共有してくれるスタッフ集めが遅れてしまったことです．私は開院の3，

4カ月前に,人材の募集を開始しました.募集をしたら,すぐに人が採用できると思っていたのです.しかし,どれほど待っても,なかなか応募がありません.それでも,開業の日は近づいてきます.人が集まらないと開業ができなくなってしまう.そう焦る気持ちもあり,結局は基準を大幅に下げて,理念に共感していない人を採用してしまいました.つまり,埋め合わせのためのとりあえずの採用です.それが先ほど述べた悲劇につながります.

(B) 労務管理のつまずき

2つ目のつまずきは,労務関係の知識がなかったことです.開院前,クリニックの内覧会を行いました.スタッフには「交代交代に休んでくださいね」と伝えていたのですが,内覧会後に「15分しか休めなかった.労働基準法違反ではないか」と詰め寄られてしまいます.また,医師国保に関してもめごとがありました.開業と同時に加入した医師国保の保険証は月末にならないと届きません.それを説明すると「そんな話は聞いていない,契約と違う」と尋問されてしまいました.

私は開業前に労務の問題について相談できるように,社会保険労務士の先生と顧問契約をしていました.しかし,吟味して選んだわけではありません.たまたま割引してくれるといって,紹介を受けただけです.なので,肝心なときに頼りにならず,私とスタッフの関係もサポートしてくれませんでした.

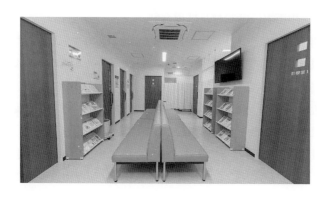

　大量退職の一番の原因は，私自身が経営者として成熟していなかったからです．とはいえ，衝撃的な経験でした．スタッフとの折衝を通じて世間には自分がまだ出会ったことのないタイプの人がいる．それを知れただけでも，経営者として大きな勉強になりました．

③ 困難を通して，経営者として成長

　明日，潰れるかもしれないな．

　残されたスタッフが一人になってしまい，本気でそう思いました．当時，家庭的にも大変な時期でした．2016年6月に双子が誕生し，その子育てに追われていたのです．そうした状況にも関わらず妻は親身になって私をサポートしてくれました．それがあったからこそ，今日があるとも言えます．本当に今でも頭が上がりません．

　結局，最初の1年でオープニングスタッフは全員退職してしまいました．理念もへったくれもありません．そこで面接のやり方などを見直して，望む人材をしっかりと採用できる体制を整えました．その結果，少しずつではありますが，現在，理念に共感する人材が集まるようになってきています．

　開業時と変えたのは「中途採用市場に合わせた採用姿勢」「ミスマッチが起こりづらい採用フローの確立」「人材募集の多角化」の3つです．それぞれ具体的に説明をしていきます．

(1) 中途採用市場に合わせた採用姿勢

　中途採用市場には，クリニックを辞めることに慣れている人がたくさんいます．一方で，優秀な人材ほど，今いる職場をなかなか辞めません．職場の方も優秀な人材を手離さないでしょう．つまり，中途市場で採用したいと思える人材は，想像以上に少ないということです．だからこそ，募集人数が少ないからといって，焦って採用をしてはいけません．

　当院の採用のしくみはものすごく厳しいです．書類選考を通過してSPI試験を受けてもらった後，3回の面接を経て合格が決まります．こんな段取

りを組んでいるクリニックはそんなにありません．だから開業当時，応募者がなかなか来なかったのです．応募者が少ないと，面接に来た人を採用するしかありません．しかし，基準を満たさない人材を採用すれば，クリニック経営は失敗してしまいます．まさにジレンマです．

その命題を前にして，私は時間をかけて粘り強く待つことを選択しました．その結果，優秀な人材の採用に成功し，クリニック経営を軌道に乗せることができたのです．

現在，人口減少社会で，多くの業界で人手不足が起きています．医療も例外ではありません．すぐに人の応募が来ないからこそ，**ゆとりを持って募集を行うのが良い**でしょう．少なくとも開業の半年前から段取りを組んで採用を行っていくと良いかもしれません．

不必要なトラブルやストレスなどリスクを生まないためにはいかに自分の考えに沿った人に入職してもらうかが重要です．そのためにはまず確固たる理念を掲げることも欠かせません．

(2) ミスマッチが起こりづらい採用フローの確立

院長一人で面接を行うと，どうしても判断に偏りが生じてしまいます．一人だと見抜けるポイントに限界があるからです．だからこそ，複数の面接官で選考を行うと良いでしょう．

また，面接だけでは見抜けない一面があるのも事実です．そこで当院では**採用フローの中に職場見学を組み込んで**います．そのとき気が緩んで，素の表情を見せる人が少なくありません．クリニックの方向性と合わない人材はそこで見破ることができます．

その後，しっかりとした**試用期間を設ける**ことも重要です．試用期間が終わった瞬間，いきなり馬脚を現す人もいます．**面接だけで人柄を見抜くのは難しいことです．それでも違和感のある人を採用しないだけでも，ミスマッチを防げます．**

SPI などの客観的な試験も効果的です．学歴や経歴など履歴書や面接のア

ピールだけでは実務能力を測れないところもあります．逆に，能ある鷹は爪を隠すではありませんが，面接の場でのアピールが苦手な方もたくさんいます．埋もれた才能を発掘するためにも，SPIなどの試験を活用すると良いでしょう．

(3) 人材募集の多角化

　求める人材が来るまで待つといっても，日々，クリニックの運営は続きます．スムーズに運営するためには，相応のスタッフ数を集めなければなりません．そこでお薦めなのが，短期雇用で看護師を派遣してくれる紹介会社です．当院もスタッフの数が足りないときは「この日だけでも短期で紹介してもらえませんか」と頼んで，シフトの目処を立てていました．だからこそ，求める人材の応募があるまでじっくりと待つことができたのです．数合わせで理念に共感しない人材を採用すると，クリニックに大きな混乱が起こります．短期雇用だと，そうした心配もないのでお薦めです．なお，活用に際しては「採血が苦手でない方」など事前に伝えると対応してもらえます．療養相談は難しいので単純な作業をお願いすることになります．

　また，優秀な人材は優秀な人材とつながっている傾向があります．そのため，縁故採用も重要だと言えるかもしれません．いわゆるリファラル採用です．当院では関わる人は全員顧客だと考えています．それは業者の方も同じです．年に1回，クリニックの周年の食事会に招待をするなどして，優秀な人がいたらいつでも紹介してもらえるような環境づくりを行っています．

　中途採用だけでなく，新卒採用も視野に入れると，人材採用の選択肢はグッと広がります．当院では2019年4月に，医療コンシェルジュと管理栄養士を一名ずつ新卒で採用しました．医療コンシェルジュは受付や会計，クラーク業務などを行う職種です．当院では業務効率化を図りながら患者様満足度をあげるため，数年前に導入しました．

　中途と新卒の採用マーケットは全く異なります．社会を知らない分，中途と比べて新卒はまっさらな人ばかりです．私たちが求めている理念に共感し

てくれる人材を採用しやすい傾向もあります．入社後の伸び代も大きいので，彼女たちの力がクリニックの成長に欠かせません．当院ではこれからもっと積極的に新卒採用を行っていきたいと考えています．

(4) 小括

こうした改革を行った結果，2018 年 11 月から離職者はいません．1 年半くらい離職者ゼロです．たしかにオープンニングスタッフは 1 年と経たず全員が辞めてしまいました．その頃と比べると，雲泥の差があります．

現在，看護師が 4 人，医療コンシェルジュが 3 人，管理栄養士が 2 人，院長秘書が 1 人在籍しています．皆，優秀な人材ばかりです．特に看護師は，糖尿病療養指導士や糖尿病看護認定看護師といった資格を持っていて，「糖尿病の治療に携わりたい」と言って入職してくれました．キャリアも豊富で，いわばその道のスペシャリストです．頼もしいスタッフに囲まれて，私がやりたい治療ができていると感じています．

なお，社会保険労務士も 3 人目でやっと当院にぴったりと合う方に出会いました．今，依頼しているのは大阪府で一番大きな社会保険労務士の事務所です．一人ではなく，複数で対応してくれるので仕事のクオリティが高く，

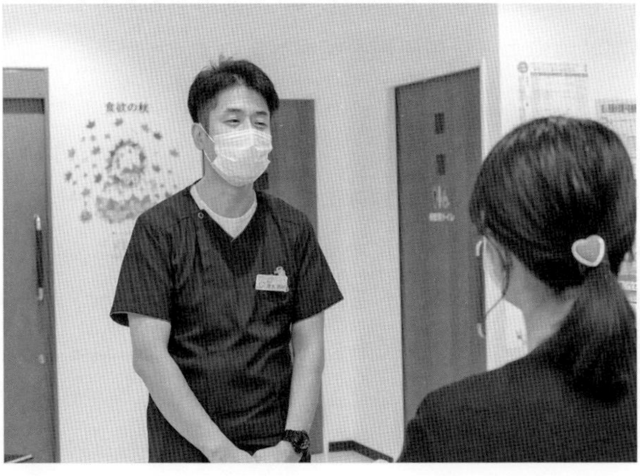

ミスもありません．しっかりとした社会保険労務士の先生を見つけるまで2年かかりました．苦労した分，強力なパートナーが見つかったのではないかと思っています．

④ スタッフのやりがいを第一に考えた環境作り

ES（従業員満足度）なくして，CS（患者様満足度）なし

これは私が肝に命じている言葉です．クリニックの運営は医師一人ではできません．必ずスタッフの協力が必要です．「安心で，笑顔あふれる，幸福な納得のいく人生を提案する」というクリニックのビジョンもスタッフの協力があって初めて，実現できます．しかし，理念に基づいた採用ができたからといって，理念が実現するわけではありません．職場にスタッフのやりがいがなければ，クオリティの高いクリニックは実現しないのです．つまり，患者様満足度を実現させたかったら，まずは従業員満足度を上げなければなりません．

お金でやりがいを引き出す方法もあるでしょう．ですが，お金による満足は際限がありません．むしろ優秀な人材であればあるほど成長できる環境を求めています．だからこそ，当院で力を入れているのが教育です．教育を通して，職場を自己実現の場にしたいと考えています．

当院では月に1-2回午後を休診にして，1回は業務改善会議，もう1回は非定期に外部講師による全体研修を開催しています．

(1) 業務改善会議

業務改善会議で行うのは，業務が動いていたらできない仕組み作りです．開業する前から，業務を仕組み化することの大切さを感じていました．ですが，患者様の人数によってはもちろん，一緒に働くスタッフの能力によっても適切な仕組みは変わります．それに合わせて改善と改良を積み重ねて，仕組みを変えていかなければいけません．私自身は毎日，何か一つでも改善をしたいと思っています．そうすれば一年間で365個変わるので，年々，飛躍

的な成長を遂げることができるでしょう．

　ですが，改善には注意が必要です．突然変えようとすると，スタッフから反発を受けます．まずは少しずつ変えていって，変化に対する抵抗感が少なくなってから大きな変革を目指すと良いかもしれません．

　業務改善会議では症例検討会も行い，治療が難航している患者様の情報を共有して，どうすればベストな治療を行えるかを皆で意見を出し合って考えます．大きな病院だと患者様との付き合いは入院中だけです．退院したら，それぞれの患者様が住む地域に帰っていってしまいます．当院の場合，通ってくれる間はずっと当院の患者様です．遠くから通ってくれる方もたくさんいます．長く患者様と関われることがクリニックの何よりの魅力です．当院のスタッフもそこにやりがいを感じてくれていて，患者様を本当に良くしたいと思いながら日々，治療に向き合ってくれています．

(2) 外部講師による各種研修

　全体とは別に外部講師を招いた研修を主に管理栄養士向けに行っています．2人ともまだ若手のため，経験豊富な教育担当者に来てもらって，みっちりと指導してもらっています．私が言えない厳しいことも指摘してくれたりするからでしょう．入職以来，2人とも急成長をしています．

　また最近，力を入れているのが医療クラーク研修です．クラーク制度自体は，1年ほど前から始めました．主な仕事はカルテの代理入力です．研修を通して，スタッフ全員がクラーク業務をできるようになってほしいと思っています．

　この他にも，学会参加や講演会で発表，クリニックの見学などを行ってスキルアップに取り組んでいます．中でも，最新の治療機器を取り扱う勉強は当院ならではの取り組みかもしれません．当院ではインスリン注入ポンプやリアルタイムCGMなど，最新の機器を積極的に導入しています．大病院でも導入していない機械も導入し，最先端の治療を気軽に受けられる体制を整えているのです．しかし，それらの機械を使いこなすには，それ相応の勉強

をしなければなりません．そこでまずは使い方を覚えてもらい，データの読み方などに習熟してから他の人にも教えられるようなステップを踏んでいます．新しい機械を次から次に導入するクリニックは全国的にも珍しいでしょう．最先端の知識について来られているだけでも，医療人としてかなりレベルアップしているのではないでしょうか．

(3) 他の取組み

　勉強以外だと，新卒の食事会をしたり，研修終わりに飲み会をしたり，月に1回食事会をしたりと，コミュニケーションがしっかりと取れる場を定期的に設けています．もちろん日常的なコミュニケーションも欠かせません．一人ひとりのスタッフとしっかりと向き合いながら，声掛けを通してそれぞれの状態を掴むようにしています．

　また，定期的な患者様アンケートも効果的です．患者様から褒めてもらったらやる気になりますし，ダメなところがあれば改善につながります．生の声を，さらに選ばれるクリニック作りに反映できるメリットは計り知れません．

5 集患で効果的だった施策

　クリニックの内部がごたごたしていたとき，集患に力を注ぐことができませんでした．ただ，JR京都線高槻駅の目の前のビルに入っていること，そして，母校をはじめとした近隣の大病院の糖尿病専門医と知り合いだったことから，自然と患者様は集まってきてくれました．

　そもそも糖尿病は定期的な通院が必須なので，少しずつでも来院してくれたら患者様の数は積み上がっていきます．季節変動もほとんどありません．そうした糖尿病ならではの特徴も患者様を集める上でプラスに作用しました．

　また幸運なことに，前職の患者様も想像以上についてきてくれました．実をいうと，以前の職場から当院に来るには，バスを2回も乗り継がなければ

なりません。遠く離れてしまうので，ついてきてくれる患者様が少ないだろうなと思っていました。それにもかかわらず結果的には 100 名近くもの患者様がついてきてくれたので感謝しかありません。

とはいえ，開業前，集患のための施策を何もしなかったわけではありません。中でも力を入れて行ったのがホームページの作成です。オープン日のかなり前から院長ブログを始めただけでなく，ホームページの内容も充実させて，クリニックの存在を認知してもらえるよう取り組みました。

糖尿病の専門クリニックだとしっかりと PR できたからでしょう。現在，新規の患者様の半分がホームページ経由の来院です。「高槻 糖尿病」などとインターネットで検索をしてから来院してくれています。

6 日本一の顧客満足度の実現を目指して

売上は原因ではなく，結果。

皆が成長をして患者満足度が上がったからこそ，売上は上がる。私は，そういう哲学に基づいてクリニック経営を行っています。だからこそ，理念に共感してくれるスタッフが入職し，彼女たちの満足度が高まった後，患者様満足度の向上のための取組みに集中できるようになりました。現在，私たちが目指しているのは日本一の顧客満足度の実現です。

当院には，カウンセリング室が 4 つもあります。患者様が来院されたら，まずそこでスタッフによる問診があるので診察までの待ち時間がありません。私にとっても下書きができた状態でカルテが回ってくるので，スムーズに診察に入れます。診察中もクラークがいるので，しっかりと患者様に向き合ったまま治療に当たることが可能です。こうした努力が実を結び，患者様からも高い評価を獲得しています。ですが，私たちは現在の状況に満足していません。カルテの入力に時間が掛かるので，音声での入力も試してみたり，バックヤードのコンピュータ化を進めたりして，生産性を上げて患者満足度を高めながら，より多くの診察をしたいと考えています。

スタッフには一人三役ということをよく言っています。自分の仕事にプラ

スして，他の仕事もできるようになってほしいのです．クリニックには受付をはじめ，会計やクラークなど，たくさんの業務があります．もちろん専門職だとその業務が中心になってしまうのは仕方がありません．ただ，誰か休んだ際にサポートし合える環境がベストです．そうした環境を実現すれば，さらに生産性が高まって顧客満足度の向上も目指せるでしょう．

現在，非常勤で一流の先生に来てもらえるようになりました．皆で論文を書いたり，翻訳をしたり，書籍を執筆したりと，優秀な先生と関わり合いながらレベルアップを図っています．そういう先生が外来を担当してくれているので，「大病院に負けない診察体制だ」と胸を張って言えるようになりました．

2019 年の春には，管理栄養士を 1 名，医療コンシェルジュを 1 人，リーダーに抜擢しました．自分の仕事だけでなく，全体を統率する役割を担ってほしい．そうお願いをするとともに，新卒社員の教育も頼みました．

僕とスタッフの間に新しくリーダーというポジションができたお陰で，劇的な変化が起きています．何よりも以前に比べてコミュニケーションはかなりスムーズになりました．私の考えを下に伝えるのはもちろん，下からの意見も積極的に吸い上げてくれます．彼女たちが「このままではまずいですよ」と忠告してくれるケースも珍しくありません．しっかりとした人材を採用できたからこそリーダーというポジションを作れて，組織化が実現したと思っています．

スタッフたちに期待しているのは，自分の仕事を下の世代に指導できるようになることです．みんなが成長することで，クリニックが成長します．ビルの老朽化などの関係で，やがて移転のタイミングもやってくるでしょう．そのとき今よりも大きなクリニックを作って人員も増やす予定なので，指導の必要性はさらに高まるはずです．

院長としての私の目標は，みんなが幸せになれるクリニックを作ることです．これからスタッフにはライフステージの変化が訪れるでしょう．子育て中で，柔軟に働けない時期もあるかもしれません．長いスパンで，いつでも

やりがいを持ちながら働けるクリニックにしていきたいと考えています．

　ただ一方で，専門クリニックとして，いつでも診察できることがUSP（ユーエスピー，ユニーク・セリング・プロポジション：Unique Selling Proposition）になるだけでなく，患者様満足度にもつながります．診察時間を延ばしながら，いかにスタッフに働きやすい環境を用意するか．二律背反する課題かもしれません．だけど，そのジレンマを解消した先に，みんなが幸せになれるクリニックがあるのではないかと考えています．

⑦ これから開業を考えている先生方へ

　理念，理念と言われても，具体的にどう行動して良いかわからない——．

　スタッフから，そういう言葉が返ってきたとき，非常にショックを受けました．夢や希望を抱いて独立開業したのに，この気持ちは伝わらないのか．当時の私は，深い絶望の中でなすすべもなく立ち尽くしていました．

　ターニングポイントは理念に基づく採用を徹底したことです．その後，理念に共感するスタッフが入社してくれたお陰でクリニック経営を軌道に乗せることができました．クリニック経営で一番大切なのはスタッフに他なりません．まさに「企業は人なり」です．

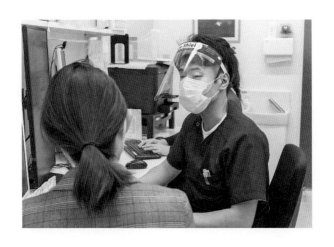

理念に基づく採用で築くスタッフ一人三役の顧客満足度Ｎｏ．１クリニック（澤木　秀明）

File 7

　今，自分をはじめ，家族やスタッフ，患者様など，関わる方皆を幸せにしたいと考えています．それが真の意味で，社会に役立つクリニックではないでしょうか．澤木と働けてよかった．少しでも多くのスタッフにそう思ってもらえるよう，日々，成長をしていきたいです．

　私自身の成長を語る上でM.A.Fの存在は欠かすことができません．M.A.Fでは，梅岡先生をはじめ，卓越したクリニック経営している先生からさまざまなアドバイスをもらうことができます．どんどんと分院を作っている先生，似たような悩みを抱えている先生，これから開業される先生と，置かれた状況はさまざまです．だからこそ，必ずモデルとなるクリニックが見つかるでしょう．有益な情報をもらうことで未来を描く手助けになるだけでなく，同じ苦労をせずクリニック経営をスムーズに進めていけます．

　経営者は孤独です．想像もしないような苦労が襲いかかってくることも多々あります．しかし，それ以上にすばらしい出会いや経験があり，自分自身を成長させることができます．人生は無限ではありません．時間は限られています．これからも私は人生のステージを高めていきたいと考えています．その先で，苦難を乗り越えて日本の未来を明るくするクリニックを作る先生に出会えたら嬉しいです．

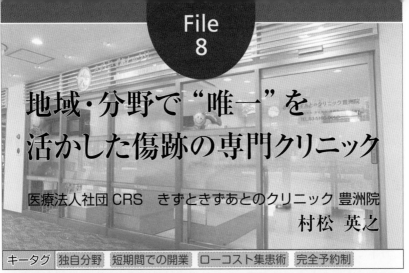

地域・分野で "唯一" を活かした傷跡の専門クリニック

医療法人社団 CRS　きずときずあとのクリニック 豊洲院

村松 英之

| キータグ | 独自分野 | 短期間での開業 | ローコスト集患術 | 完全予約制 |

クリニックプロフィール	
専 門 科	形成外科・美容外科
開 院 年	2017 年 10 月
地　　域	東京都江東区
分　　院	なし
理　　念	世界中のけが，やけど，傷跡で悩む人に勇気と安心，笑顔を届ける 当院で働くメンバーすべての物心両面の幸福を追求すると同時に，地域と社会に貢献する

はじめに

形成外科をもっとメジャーにしたい.

開業を決意したのは 42 歳の時でした．その時自分は昭和大学形成外科に所属していて，シンガポールへは口唇口蓋裂の勉強のために来ていました．口唇口蓋裂とは皆さんにはなじみのない病気かもしれませんが，生まれつき唇や鼻，そして口蓋（口の中の天井）に割れ目や欠損が起こる病気です．昭和大学形成外科はその治療において日本随一であり，将来大学でその治療を頑張っていってほしいという教授たちの期待を受けての留学でした．正直なところそれまで独立開業をしたいとの考えはほとんどありませんでした．それでも留学中に開業を決め，日本に戻って 10 カ月後には開業をしました．私を留学に送り出してくれた教授たちの期待を裏切るような形となってしまいましたが.

　なぜ突然開業を決意したのか？留学先のシンガポールの経験が私の考えを大きく変えました．シンガポールはアジアの中心にあり，さまざまな人種の方が生活しています．その人達と触れ合う中で，個々の独立心や社会に貢献しようという意識の高さに刺激を受け，アジアの人たちはどれだけ日本人を愛してくれているか，日本という国を本当に素晴らしいと思っているかも初めて知ることができました．そして留学して一番感じたことは，海外と日本での形成外科の認知度や地位の違いです．

　日本では形成外科の認知度が非常に低く，整形外科との違いさえ理解されていません．たとえば日本で「自分は形成外科医です」と自己紹介しても，「形成外科って何をやっているのですか？」という質問がほとんどです．一方，海外の方に同じ自己紹介をしても「形成外科ですか，素晴らしいですね」いわれます．つまり海外では，形成外科という科は一般に認知されその治療内容も理解されているのです．残念ながら日本では形成外科の認知度が低いがために，特に，「けが」や「やけど」，「傷跡」で形成外科にかかる習慣がありません．それによって社会全体にとっても，不利益ではないかと以前より感じていました．留学でシンガポールに来て，「日本で形成外科をもっとメジャーな科にすることはできないだろうか？そうすれば怪我ややけど，傷跡で悩む人も救うことができないだろうか？」そう自問自答したとき，大学に残るよりも，開業した方が社会に対してより大きく貢献できると思いました．日本社会における形成外科の認知度や地位を変えられたら，そして形成外科の後進の道もつくることができる，それはとても意義のある挑戦だと感じ，独立開業を決めました．

　そして 2017 年 10 月に開院したのが「きずときずあとのクリニック 豊洲院」です．現在，優秀なスタッフと一緒に地域医療に貢献しながら，けがややけど，傷跡で悩んでいる方を診察しています．現状では，そこからリストカット跡の治療も専門にしているので，都外から来院される方も少なくありません．「世界中のけが，やけど，傷跡で悩む人に勇気と安心，笑顔を届ける」と「当院で働くメンバー全ての物心両面の幸福を追求すると同時に，地

域と社会に貢献する」という理念のもと，けがややけど，傷跡で悩む人がいない社会の実現を目指しています．

しかし，開業当時は想いと裏腹にスタッフと良好な関係を築くことができませんでした．ターゲットの集患が上手くいかず，経営が危うくなったこともありました．そもそも理念もしっかりしておらず，専門の治療分野もありませんでした．

そうした状況から，なぜメンバーと共に大きなビジョンの実現を目指せる組織を作ることができたのか．私のリアルな体験とともに伝えていきたいと思います．これから開業を考えている先生の参考に少しでもなったら，望外の喜びです．

① 医師への目覚めと形成外科への導き

私が医師を志したのは，幼少期と青年期の辛い経験からです．私は子どもの頃，アトピー性皮膚炎ですごく苦労しました．今から 30 年以上前の話です．その頃はまだアトピー性皮膚炎は珍しい病気で，自分以外周りにはいませんでした．ですので，その頃はアトピー性皮膚炎を治療できる病院がほとんどなく，母が色々と調べてさまざまな医療機関を渡り歩く日々でした．治療費が掛かっていたのはもちろんですが，自分にとって辛かったのは食事療法のため，自分だけ他の人と同じものを食べられないことでした．給食の時間は自分一人だけ家からもってきた玄米入りの弁当を食べていました．牛乳も飲めなかったのをよく覚えています．またアトピーでぼろぼろの手に強いコンプレックスを感じていて，小学校の入学式の時の退場の時にお友達と手をつなぐことができず逃げ出したことを覚えています．結局，アトピー性皮膚炎は，徐々に大人になるにしたがい自然と症状が治っていきましたが，このような経験は将来医師になるという目覚めに繋がってきたと思います．

もう一つの大きな経験が両親の離婚です．私が小学 6 年生の頃に離婚をして，私は父に引き取られました．しかし，父は建築の仕事をしていて大学も出ていましたが，子供の教育には全く興味がありませんでした．私も悪い人

間と付き合い，成績もみるみると下がっていき中学2年生では，クラスでも下から数えたほうが早いくらいの成績でした．このままだと進路は工業高校のみ，普通高校にさえ進学できないかもしれません．そのような状況の中で，「自分の将来はどうなるんだ，本当にそれでいいのか？自分は何をしたいのか」を自らに問いかけました．出した答えが，「このままではだめだ，もっと勉強したい．もっと自分の可能性を広げたい」というものでした．

そこで教育には関心のない父親の元を，置き手紙を置いて飛び出し，母のところに行きました（自転車で10分くらいのところでしたが）．母はすごく教育熱心でしたから．家庭教師を付けたり個人塾に通わせてもらったりして急激に成績が上がり，何とか進学校といわれる高校に合格ができ，夢に向けた第一歩を踏み出すことができました．

その後，1年浪人を経て昭和大学に入学することができました．昭和大学では1年生のとき，医学部と歯学部，薬学部などの生徒がみんな一緒になって寮生活を送ります．場所は富士山の麓にある富士急ハイランドのそばです．本当に田舎で，外に出ると野犬の遠吠えが聞こえるような場所でした．しかし，その分友人と濃密な時間を過ごせました．歯学部や薬学部など，学部を超えて友人ができ，現在も関係性が続いています．

昭和大学卒業後，大学病院の形成外科に入局しました．形成外科を選んだ

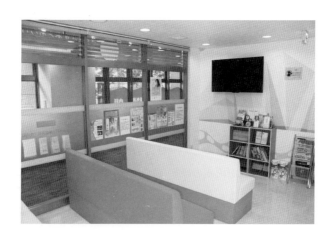

JCOPY 498-04890

のは，学生担当として指導してくださった故原口和久先生の授業がきっかけでした．なくなった耳や指をつくるなど，とてもクリエイティブなところが他の科と大きく違うことに感動しました．昭和大学病院は形成外科がとても強い病院です．自分が学生の時は形成外科がない大学病院も多かったので，そうした環境に身を置いていたからこそ形成外科医という天職に出会えたと深い縁を感じます．

　昭和大学病院は形成外科の手術件数もとても多かったです．初代教授の影響で特に口唇口蓋裂の手術数に関しては日本屈指であり，さまざまな先生が国内外から集まっていました．また，昭和大学の関連病院は全国にあります．入局後は1年ごとに全国を飛び回りながら，各地の優秀な先生たちからたくさんの刺激を受けていました．入局してすぐに横浜へ引っ越し，そこから，福岡や愛知，福島など日本全国を渡り歩きました．そして群馬県の前橋赤十字病院では若輩ながらも部長も努めさせていただき，その実績と経験を認められて昭和大学の本院へと戻ることができました．そうした経験が医師としての血肉になっています．

② シンガポールでの覚醒と開業への決意

　日本と全く違う──．

　2016年，私はシンガポールで大きな衝撃を受けました．当時，私が身を置いていたのは KK Women's & Children's Hospital という小児病院で，口唇口蓋裂の勉強のために留学に来ていました．留学先の病院での経験だけでなく，シンガポールという初めての海外での生活を通じてたくさんの衝撃を受けました．特に大きな印象を受けて，自分を開業への決意と向かわせたものが二つあります．それが，「シンガポールの社会システム」と，「形成外科の認知度」です．

(1) シンガポールの社会システム

　シンガポールでの社会システムに対する一番の印象は，働く人々のモチ

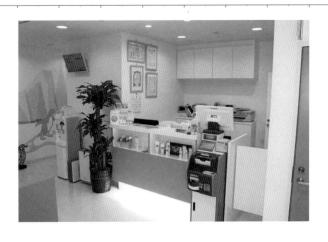

ベーションの高さです．どんな職業でも，男性でも女性でも，経営者でも労働者でも，すべての人に活躍する場があり，社会のために何をするべきかを真剣に考えていているようにみえました．自分の上司であった小児病院の形成外科部長はマレーシア人でしたが非常に優秀で，マレー語，英語，中国語の3カ国語を操り，すべての人に優しくていねいで手術も抜群の技術をもっていました．常に留学生の自分のことを気にかけてくれてさまざまなことを経験させてくれました．すごい実績と権威をもつので奥さんは悠々自適な生活をしているのかと思いきや，「妻は銀行のエリートで俺より稼いでいるんだ，俺ももっと頑張らなくちゃいけない」との答えに衝撃を受けました．子どもたちも3人いましたが，主に住み込みの家政婦が子供たちの世話をみており，両親ともキャリアを高めるために仕事に全力を尽くしているところを見ると，本当に合理的な社会だと感じました．また病院の教授や部長なども みんな非常に若く女性も非常に多いことも驚きました．これはなぜかと聞くと，日本のように65歳での定年などでなく，任期制をとっているからだそうです．教授や部長職は長くても3期，10年程度と非常に短いので，40代で教授や部長などになって50代ではその職を引退していく，そして引退後は自分で新しく開業したりしてそこからさらに挑戦する．だからどんな組織でもトップが常に若く精力的で挑戦的なのだと感じました．このような部分

に強い印象を受けました．前述の小児病院の形成外科部長も，尊敬する人間と一緒に働くために 40 代で部長職を退職して後進に道を譲ってしまいました．

　このようなシンガポールでの生活の中で，改めて自分自身の日本での生活を振り返る時間は十分すぎるほどありました．日本での自分はある意味フラストレーションの塊でした．前述の通り前橋赤十字病院で部長として実績と経験を積んだ後に意気揚々と昭和大学本院に戻りました．しかし大学病院特有の旧態依然の納得できない風習に辟易し，10 年遅れの IT システムに落胆し，変化を求めてもがき，受容できない上司たちに苛立つ毎日でありました．このようなことは大学のような大きな組織では当たり前な事ではあります．しかしさまざまなことを変えることをできないことを，システムや上司のせいにしていました．また論文や研究などに関する自分の能力不足などもひしひしと感じており，大学病院で上がっていけるのか，上がっていくべきなのか，なども悩んでいました．結局自分の力不足を認めることができずただイライラしていたのです．

(2) 形成外科の認知度

　これはシンガポールだけではありませんが，海外では形成外科という分野が社会の中で確立されています．前記のとおり日本で自己紹介の時に「形成外科医師です」と言っても，「形成外科って何をする科ですか？整形外科と違うのですか？美容ですか？」という答えが多数です．自分の仕事が社会に認知されていないことは非常にフラストレーションの溜まることでした．一方，海外の方に自己紹介しても，「形成外科？それは素晴らしい仕事だね」と言われます．形成外科の認知度が低いのは日本だけのことだというのを，留学を通じて知りました．

　「どこに行ったらいいのかわからなかった」，けがややけど，そして傷跡で悩んでいる方がよく口にする言葉です．形成外科は，けが，やけど，傷跡を専門で治療する科です．しかし多くの人にとって，この認識はありません．

そのため皮膚科や外科，そして美容外科などさまざまなところに行って，治療を断られたり，治療をうけても満足できないという人が非常に多いのです．これは一般病院だけの話ではありません，形成外科がどのような診療科なのか知られていないから，形成外科単独で開業しても集患できません．一般病院で，形成外科医師としてけがややけど，傷跡の治療をメインに経験を積んできても，多くの医師が美容外科や皮膚科をメインで開業するのです．これはとても悔しいことだと感じていました．他の診療科だとあまりないことであり，このような状況はおかしいと感じていました．

(3) 開業への意思の高まり

　留学の経験を経て，大きく日本と違う，「社会システム」と「形成外科の認知度」をみて，そして形成外科医師として理想の医療を提供しているような人たちを見て，長年抱えていた課題に対してどのようにアプローチするべきなのか見つけてしまったのです．もちろん留学をさせていただいた感謝を噛み締めていました．自分が留学している間，大学で大変な仕事を肩代わりしている方達もいましたし，留学をさせていただくというのは期待もしていただいていることも感じていました．それでもこれまでのキャリアを大きく変えることにしました．大学病院でのキャリアから開業医へ．自分の心の声に従って，新たな夢に向かって駆け出すことにしたのです．

　もう一つ留学で大事なことを見つけました．それは日本という国の素晴らしさです．留学中にアジアのさまざまな国を訪れる機会がありましたが，どの国でも日本の文化や食事は非常に愛されています．どの国にも日本の企業やNGOが建てたビルや橋，そして病院や学校を見ることができます．そのような事実もあり，日本人というだけで現地の人から感謝をされることは一度や二度ではありません．先人たちがこれまで作ってきた業績に対する感謝を感じるとともに，自分が日本人であることを心から誇りに思いました．

　私がクリニックを開業して成功すれば，形成外科がメジャーになることができる，そしてけがややけど，傷跡の患者様が悩まずに形成外科を受診する

社会になる．そうすれば，日本をいう社会を良くすることができる．形成外科医師としてけが，やけど，傷跡を勉強してきた後輩が専門分野で独立しやすくなる．また将来は日本ブランドの「創傷」や「瘢痕治療」を提供することができれば，海外にも展開できるのではないか？このような考えをもってしまったら，もう大学にいる必要はなくなってしまいました．

「私がビジョンをもって動けば，大きく社会を変えられる」そう思い至って，シンガポールの地で開業を決意しました．

③ 仕事をしながらスムーズに開業準備をするテクニック

留学中に開業することを決めたため，帰国後は大学病院の仕事と開業準備という2つを兼務する忙しい日々となりました．しかも帰国してから10カ月という短期間で開業までたどり着きました．独立を考えている先生の中では，似たような環境で自分の夢の実現を目指される方もいらっしゃると思います．ですので，その経験を少しお話しします．

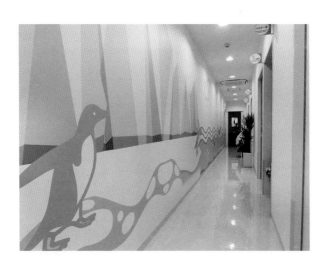

地域・分野で"唯一"を活かした傷跡の専門クリニック（村松 英之）

(1) 立地の検討

　まず開業前に重要視したのが「場所」と「コンサルタント」です．この2つで開業までの道のりや開業後のスタート変わってきます．

　まず場所を決めるために，自分のコンセプトを明確化しました．自分のコンセプトは，「けが，やけど，そして傷跡で悩む患者さんを助ける」というものでした．

　まず，「けが，やけど」ですが，特に「子供のけが，やけどをきれいに治してあげたい」という親御さんをターゲットにしました．そしてそのように考えるご家族は富裕層に多いと考えました．また「傷跡」で悩む患者さんは全国から来てくれることを見越して，東京駅や羽田空港からもアクセスが良い場所を考えました．この2つが合致するところを探していました．

　そこで見つけたのが豊洲のクリニックモールでした．また豊洲には母校の昭和大学江東豊洲病院があり信頼できる先輩がいました．開業を決意した私は，留学中に内見に行き，豊洲という土地に惚れてしまい，その日に「ここで開業しよう」と決めてしまいました．すごい急展開でしたが，大正解だったと今も思っています．

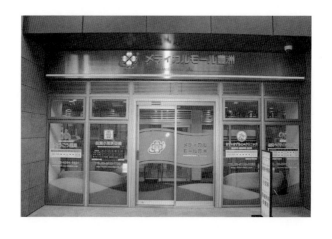

JCOPY 498-04890

(2) 信頼できるコンサルタントの効果

　総合メディカルという東証1部上場企業が企画している医療モールでの開業となりました．契約の中には専任のコンサルタント料金が含まれていました．コンサルト料金は安くはありませんでした．ただいくつものクリニックの開業を成功させてきた会社のコンサルタントです．これまで日本全国でたくさんの医療モールも作っているので，開業するまでにどのようなルートをたどれば最適かをわかっています．

　だから業者の選定もスピーディーです．内装業者や銀行など，開業に関わるあらゆる業者の情報を彼らはもっています．そのすべてについて候補をくれて，実際に私が会った上で良いと思う業者を決めることができたので，何も迷うことがありませんでした．また自分が総合メディカルの看板を背負っているので，銀行の融資なども好条件でスムーズに決めることができました．

　また，その他の業者の選定も非常にうまくいきました．たとえば，ホームページの業者はとても数が多くて，どこにすればいいのかはもちろん，コストもいくら掛かるのか全くわかりません．そうした情報もすべて把握されています．どの提案も実績に裏付けされた説得力があったので，とても頼もしかったです．

　開業時，特に私がこだわったのは機材です．自分がやりたいことをコンサルタントに伝えた上で，いろいろと話をしながら入れる機材を選んでいきました．当院は開業時より自動精算機や椅子型診察台，そして電子カルテもクラウド型などの導入を進めていきましたが，すべてコンサルタントがついていたからこそ，導入の可否や価格についても意見をもらうことができました．

　開業までコンサルティングがしっかりと並走してくれたお陰で，大学での勤務もしながら10カ月という短い期間で開業ができました．全く手間が掛からず，目の前の仕事を止める必要もありません．開業するまで大学病院での仕事もやらなければならなかったので，とても助かりました．

File
8

地域・分野で"唯一"を活かした傷跡の専門クリニック（村松 英之）

こうしたサポートもあり，2017年10月，「きずときずあとのクリニック豊洲院」を無事に開業するこができました．

④ お金をかけずに集患できる効果的な方法

開業するうえで集患はとても大切なテーマです．どのように患者様を集めていくか，具体的なロードマップを描くことは欠かせません．しかし，開業当時はコストを掛けないことが大事です．クリニックを運営するためのランニングコストなどもあるので，開業したばかりの頃は，なかなか効果が見えないPRや販促にお金を掛けることにリスクもあるでしょう．

現在では，当院もさまざまな広告にコストを掛けることができており，「怪我　治療　東京」や，「傷跡　治療　東京」などの検索ワードではトップに出てくるようになりました．今はWebの広告担当のスタッフもいます．しかし，開業当時はお金を掛けることはできませんでした．

そこで私が実践して効果的だった方法を3つ紹介します．それが「クリニックのネーミング」と「ブログ」「Facebook」です．

(1) クリニックのネーミング

「きずときずあとのクリニック」

当院の名前を聞いて，尖ったネーミングだと感じた方もいるのではないでしょうか．クリニックの名前を決めるとき，ものすごく悩みました．「村松形成外科」の方が良いのではないか？と．

最終的に今のクリニック名に決めたのは先輩の存在です．私よりも10年ほど前に独立した先輩が「肌と爪のクリニック」という名前を付けました．当時，そのようなクリニックは聞いたこともありませんでしたし，そんな尖ったネーミングでターゲットを絞ってうまくいけるのだろうかと私も思いました．しかし結果は大成功でした．現在もその先輩はテレビなどによく出演されていて活躍しています．先輩の姿を見て，私も特化したネーミングにしようと思い，「きずときずあとのクリニック」に決めたのです．

マーケティング的な観点で考えても，現在はターゲットを絞る方がうまくいく可能性が高まります．ターゲットに絞ってそこに全力で集中していく．だからこそ，その分野で成功を収めることもできるのです．最近はかなりこういうクリニックもふえてきましたが，今後もふえていくことは予想されます．

(2) ブログ，YouTube

当院の開業は 2017 年 10 月です．しかし，その半年前の 4 月からホームページを作ってブログを書き始めました．

自分が開業をして何をやろうとしているか，形成外科を取り巻く現状，開業の経過，そうしたことを多くの人に伝えるべく高い頻度で更新を行い，世の中に発信しました．2017 年 04 月 10 日には「新規開院」をお知らせしたり，2017 年 05 月 29 日には「クリニックのコンセプト」と題して自分の考えを伝えたりしています．

ブログの効果は販促や PR だけではありません．ブログ書くことによって自分の考えも整理されていきます．現在ですとブログよりも YouTube での動画の方が見てもらえますし効果もあります．このような情報発信を開業前から行うことは非常に有用です．

(3) Facebook

Facebook は今でも販促や PR 手段として効果的です．そこでブログと紐づけてたくさんの方へ自分のやることを発信しようと決めました．そのために必要なのは友達の人数です．1 回の情報を発信しても 100 人に読んでもらえるのと 1,000 人に読んでもらえるのは大きな違いです．開業前の私の Facebook の「友達」は 500 人ほどでした．それを 4,000 人以上へと増やしました．

どのように増やしていったか，まずは自分に関連するグループに片っ端から入りました．形成外科や皮膚科，美容外科，そして創傷治療に特化したグ

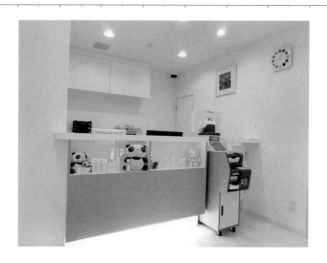

ループなどにどんどん入って友達を増やしました. 1000 人ぐらいになって
からは, 知り合いの知り合いに「こういうクリニックを作りたいと思ってい
ます, お友達になってください」というメールを送って増やしていきまし
た. 毎日 5 人から 10 人ぐらいには送っていたのではないでしょうか.

　このおかげで, さまざまな人に当院のことを知ってもらえました.「村松
英之」という名前は知らなくても「きずときずあとのクリニック」は知られ
ていたりします. またそこから当院で働きたいと言ってくださる医師や看護
師のご縁もありました.

　普通開業後の HP はほとんど閲覧者はいませんが, 当院では開業当初から
Facebook からの流入が多くありました. Facebook からの流入がきっかけ
で徐々に Google に認知されて検索数が増えて, さらにクリニックの存在
が社会に知られていったと言っても過言ではありません.

5 開業後の苦しみを経て, 医師から経営者へ成長

(1) 開業とつまずき

　さて, ここまで開業前の話をお話ししてきました. 開業する直前の自分の
気持ちは,「自分はいろんなセミナーにも行って勉強した, 本も何冊か読ん

だ，絶対に経営者としても成功する，すぐに分院展開できる」という考えでした．ここまで非常にスムーズに来ていて内覧会でもたくさんの人に祝ってもらい「自分は絶対成功できる」という考えは絶頂に達していました．今から思えば，後ろからドロップキックをしたくなるような思い上がりでした．

　その後，この思い上がりは叩きのめされることとなります．開業したものの，集患，経営，労務すべてがうまくいかず，ストレスで体調も非常に悪くなりました．

　まず集患ですが，本来のターゲットであるけがややけど，傷跡の患者様がなかなか来院されません．通常の皮膚科患者ばかりが増えていき，やっと傷跡で悩む患者さんが来院したとしても，自分の提供したい傷跡に対する自費治療，特にレーザー治療は受けてもらえません．集患ができないのでさまざまな広告や必要ではない目新しい機械にも手を出し，支出だけが膨らみ全く赤字から脱却できませんでした．最初に十分すぎるほど借りていた運転資金もあっという間に底をつき，追加融資も2回ほどお願いしました．経営が上手くいかないので，労務も全くうまくいきません．最初に任命したリーダーとは全く信頼関係を作ることができず，常にやることを反対され雰囲気は最悪，スタッフも次々と辞めていきました．周りのすべてから否定される毎日で，結局体重が7キロも落ちるほどのストレスを感じていたのです．

(2) M.A.F・船井総研との出会い

　そんな私を助けてくれたのが M.A.F の Facebook ページでした．ここではどんな悩みでも聞いてもらえます．開業当初は，すべての悩みについて何度も相談しました．特にスタッフのことについてはたくさんのことを相談させてもらいました．すると，いろいろな先生や他のクリニックのスタッフがアドバイスや意見を返してくれます．その中でベテランの成功している先生から「自分も前は同じ経験をしたんだ」という意見をもらうと，「成功している先生もかつては自分と同じように悩んでいたんだ」と知り，自分も乗り越えることができると考えることができて，本当に安心した記憶がありま

す.

　船井総研のことを教えてくれたのも，M.A.F の先生たちでした．船井総研は，集患，経営，労務について実際にどうすれば良いかを教えてくれて，またクリニック経営に必要な資料もたくさん作ってくれました．全く経営というものを理解していなかった自分に基礎から経営というものを教えてくれたのは船井総研のコンサルタントでした．

　ただ，前述のように開業前には私も自分なりに経営者として勉強をしていたつもりでした．セミナーにも積極的に参加をして先輩たちの体験談を聞きました．そうした事例を参考にしながら，クリニック経営をしてきたつもりです．でも全くうまくいきませんでした．この本を読んでくださっている先生たちの中にもたくさん同じようなことを考えていらっしゃる方がいると思います．

　なぜ自分がうまくいかなかったのか？それは船井総研のコンサルトから教えてもらいました．

　「先生のやっていることはステージが違うのです」．

　その言葉を言われたときに，ハッとしました．

(3) コンサルティングを受けて得た気づき

　私が行っていたのは，クリニック経営がある程度順調に行っている，いわゆるステージが上の人がやることでした．自分のような開業 1 年目でまだスタッフも定着していない，患者様も十分集められない中でやるべきことではなかったのです．開業してまだ利益も出せないクリニックは，高校野球のチームで例えるなら一回戦負けのチームです．しかし，自分が耳にしてきた話は，甲子園常連校の先生たちの話ばかりだったのです．開業当初から，「分院展開する，日本の社会を変える」と，夢ばかり理想ばかり見ていた自分は足下を全く見ていませんでした．セミナーでもそういう話ばかり耳に入れてきてスタッフの反感ばかり買っていたのです．たとえるなら「160 キロ出るピッチングマシンが良かったよ」と甲子園常連校の監督から聞いてき

て，一回戦負けのチームで導入しようとしていたのです．一回戦負けのチームは，まずキャッチボールや守備練習をちゃんとやるべきです．もしかしたら「皆で毎日練習をしよう」というレベルかもしれません．そうした状況なのに160キロ出るピッチングマシンを買っても意味がないのは明白です．船井総研に指摘されて，そういうことを自分はやっていたとわかりました．

成功したクリニックの先生がよく言う言葉があります，「スタッフが自立しイキイキと働ける組織を作りましょう」．たしかにそれは理想ですし，自分もそういう職場を作りたいと願っていました．ですが，私はまだ実現するステージにまだいませんでした．そんな職場はすぐには作れないのです．開業当初は院長がスタッフにトップダウンでやらせることが大事なのです．働かないスタッフを叱ることも大事なのです．しかし私はスタッフのことを考えすぎて，いやむしろ機嫌取りばかりを考えてスタッフに仕事を頼むこともできませんでしたし，スタッフの要求ももそのまま飲んでいました．何か指示を出して「やりたくありません」と言われたら，「たしかにそういう考えもあるよね」と同調していました．それではマネジメントはできません．

船井総研のコンサルティングを通して，意識を大きく変えてもらいました．今，何をやるべきなのか．それが順序立ててわかるようになりました．勉強を通して培ったいろいろな選択肢を，いつどこで出すべきなのかわかったのです．ある意味，そこから開業医としての第一歩を踏み出したと言えるかもしれません．

6 理想のクリニックへ一歩ずつ前進

(1) 強みを活かした診療体制の整備

その後，私は自分が理想とするクリニックの実現に向けて，大きな改革を実行しました．

まずは改めてターゲットを明確にしました．形成外科とともに皮膚科も標榜していましたので，最初は皮膚科の患者が半数を占めていました．おかげさまで半年くらいで待合室が10人待ちぐらいになりました．しかし，皮膚

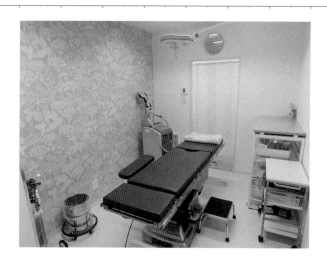

科の患者様が 10 人待ちの中，もしけがややけどの方が来院されたらどうするべきでしょうか．私もすぐに診察できませんし「混んでいるので少し待っててください」と言わざるを得ません，しかしけがややけどの患者様はすぐに診て欲しいという気持ちが強く，「それならば他にいきます」と，出て行かれた患者さんがたくさんいらっしゃいました．このようなことが続いて，「これは私のやりたかったことか？自分は皮膚科を診るために開業したのか？」と自らに問いかけ大きく体制を変えました．クリニックを完全予約制にしたのです．ただ，けがとやけどの急患だけは断らずすぐに診ますという聞いたこともないような完全予約制です．それだけで皮膚科患者割合が50% 程度から 10% 以下まで下がりました．そのおかげで自分の強みを活かせる診療をできるようになりました．

　結局，皮膚科は当院でなくても構いません．しかし，けがややけどの急患の診察は当院こそやるべきことなのです．人口の増加している，子供の多い江東区の湾岸地区では，学校や幼稚園でのけがも多いです，そのような時に当院が絶対に断らずに治療を行うことは地域の安心にもつながりますし，周りの小児科，整形外科，皮膚科にも安心感を与えることができています．ターゲットを絞って診療科目を明確にすることは地域医療の貢献にも繋がっ

ているのです．今は皮膚科の標榜も下ろしましたが全く問題はありません．

(2) 当院の独自分野（リストカット治療）の発見

　また，傷跡の治療においても開業して1年ほど経つと思いもかけない変化が出てきました．それがリストカット跡の患者数の増加です．リストカット跡の治療は自分も最初は本当に困りました．リストカット跡に対する保険治療はほとんどないため自分も経験がほとんどありませんでした．

　では，リストカット跡の患者さんはどこにいくのでしょうか？まず保険適用ではないため一般病院では診てもらえません．美容外科の一部でレーザー治療などを行っている施設はありますが，それも確立された治療法ではなく効果も非常に不安定です．リストカット跡で悩んでいる方は世の中に非常に多いのですが，治療してくれるところはほとんどなく，やっと見つかったとしても大金ばかり払って効果がなかったと感じる方も多い現状です．

　当院も開業して，リストカット跡で悩む患者さんが多くこられるようになり，その困難な現実を初めて理解しました．なんとか当院がリストカット跡で悩む患者さんを助けることができないものか？その時に出会った治療が「戻し植皮」でした．さまざまな文献を読み，この治療方法をモニター制度

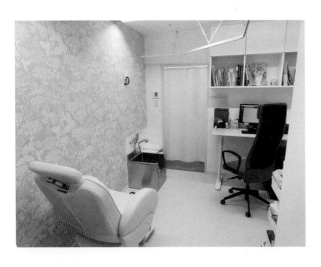

下で行うことで，たくさんの患者さんの悩みを解決できるようになってきました．

（3）自費診療プランの整備と収益の安定

　また，傷跡全般における自費治療においてもさまざまな取組みを行いました．先ほどのリストカット跡の治療もそうですが，保険治療でできることは傷跡に対してはほとんどありません．傷跡に対するレーザー機器を購入して始めたのですが，開業当初は誰もレーザー治療を受けてもらえませんでした．1000万円で買ったレーザーが3カ月で3人程度，結局売り上げは3万円程度です．これではどうしようもないと，M.A.Fセミナーの先生に教えてもらったマーケティングセミナーを受講し，①無料カウンセリングと無料レーザー体験，②8000円の定額コース，③返金制度，のシステムを作りました．すると劇的にレーザー治療を受けてくれる患者様が増えました．現在は単価を上げることにも成功し，月に150人以上の方にレーザー治療を受けていただけるようになりました．

　こうした改革の結果，自費診療の売上げが7割を占めるようになりました．しかし来院患者様の割合を見ると，反対に保険が7割です．自費でしっかりと売上げをあげることができているので，保険でメインのけがややけどの治療もしっかりと行うことができているのです．自費の治療が上手く回り出して経営が安定したからこそ，けがややけどの保険治療の患者様もしっかりと診察できる．そういったクリニックに変貌を遂げることができました．

⑦ 理念の誕生とマネジメント体制の確立

　先にも出ましたが経営で悩むポイントは3つです．集患と経営，そして労務です．

　ただ，一番難しいのは労務です．それはなぜか？集患ができるようになって経営が安定すると，集患も経営もどちらの悩みも自然と解消していきます．しかし，労務の問題は経営をしている限りは，つまりこれから一生続い

地域・分野で "唯一" を活かした傷跡の専門クリニック（村松 英之）

ていくものであるのです．ただ集患と経営が良くならないと労務に本腰を入れることができません．つまり，集患→経営→労務とステージをきちんとクリアしていかなくてはいけないものなのです．自分のステージもやっと労務に立てたところです．自分の治療が確立して患者が安定してくるようになり経営も安定してきたからこそ，やっと当院で働くスタッフのためにさまざまなシステムを作ってあげることができるようになってきました．

今思い返すと，自分も開業当初からスタッフが大事と言っていました．しかし集患もできず赤字では結局スタッフのための実行は何もできず口ばかりになってしまいます．だから全く気持ちは伝わらず多くのスタッフの退職となったのです．

さまざまな集患や経営の努力によってこの二つが安定した結果，やっとスタッフへ感謝の気持ちを持ちながら，福利厚生や評価制度などのさまざまなシステムを作るなどの実行もできています．そのおかげでスタッフの満足度も徐々に上がってきてやっと人が辞めなくなってきた状況です．そうすると採用にも余裕が出てきて，きちんと選抜をすることができるようになりました．労務で最も大事なことは採用と教育ですが，最近は採用もかなり安定してきたと感じています．

このステージまで上がってくるとついに理念が有効となってきます．当院の理念は開業「世界中のけが，やけど，傷跡で悩む人に勇気と安心，笑顔を届ける」です．実はこの理念ができた経緯ですが，開業して半年頃のスタッフが次々に辞めるような状況のときにスタッフの意識を統一させて，退職を少しでも減らしたいという姑息な理由で作ったものでした．

ただ理念ができても退職が止まるわけでもありません．なぜなら当時は全く自分に自信がなかったからです．集患もできていない，経営もうまくいってない，スタッフとも良好な関係を築けていません．自分自身も院長として成長できておらず自信もないから，理念を作っても堂々と伝えることはできませんでした．理念は自分の手に余る武器だったのです．

でも，ステージが上がった今なら自信を持って言えます．当院の理念は

「世界中のけが，やけど，傷跡で悩む人に勇気と安心，笑顔を届ける」だと．だから自分に力を貸してくださいともお願いできます．開業した先生たちの中には理念を初めから使いこなせる人もいるでしょう．しかし，一般的には理念にも使えるようになるステージがあります．自身の成長と合わせて理念も成長するということです．

昨年，理念を一つ増やしました．「当院で働くメンバー全ての物心両面の幸福を追求すると同時に，地域と社会に貢献する」というスタッフに関することを追加したのです．これまで私はスタッフのことを考える余裕もなく常にスタッフにはクレクレという姿勢でした．「自分はこんなにスタッフのことを思っているのに何でやめるんだ」「何で理解してくれないんだ」ということばかりでしたから．ですが，いろいろと勉強する中で自分自身が成長をすることができました．

特に大きいのがやはりM.A.Fセミナーです．M.A.Fセミナーを通して，さまざまな悩みに対するアプローチを知ることができたり，有意義なセミナーを教えてもらったりしたので，大きく成長することができました．実をいうと，梅岡比俊先生との出会いはブログがきっかけです．2017年6月7日に「好きな本」というタイトルで梅岡先生の『経営学を学んでいないドクターのためのクリニック成功マニュアル』を紹介しました．すると，知り合いの先生が読んでくれて「梅岡先生につなげることができるよ」と連絡をくれたのです．それが縁で梅岡先生の出版記念講演会に誘っていただいて，初めて梅岡先生に会い，M.A.Fにも入ることができました．すばらしい縁に感謝しかありません．

私はさまざまな優秀な先生との出会いを通して，自身自身が成長することでクリニック経営を軌道に乗せることができました．今，考えているのは「スタッフの成長のために何ができるだろうか」ということばかりです．スタッフの成長のことを考えると，とてもワクワクします．

8 開業を考えている先生へのメッセージ

「鶏口牛後」という言葉があります．牛の後ろに就くぐらいなら鶏の嘴になりなさいという言葉で，つまり小さな組織だとしてもトップとしてやる方がいいという意味です．独立開業して経営者になると，自分の人生というストーリーがものすごく面白くなります．そのまま普通に生きているよりも，勤務医として働いているよりも，**経営者になったらストーリーが一気に動き出してとても面白い展開が待っている**のです．もちろん大変なこともたくさんあります．苦労をすることもあるでしょう．それでもそれを上回るくらいの感動があります．開業して自分の城を築くということはとても魅力的なことだと，私自身は感じています．

しかし，開業後，いきなり経営者になれる方はおそらくいません．開業医と言っても，最初はプレーヤーです．少しずつ時間を割いて，経営に関する勉強をして成長するしかありません．プレーヤーとして技術を磨いていた時間の 2 割でも 3 割でもいいでしょう．ぜひ少しずつでも経営の勉強をする時間を作ってください．

また，多くの経営者に会うのも成長をするうえで有効です．どうしても医師は医師のグループに固まりがちです．しかし，他業種の経営者と交流すると，大きな刺激を得ることができます．成功している経営者と会うことで確実に経営のセンスが磨かれるでしょう．そうすると経営に関する関心や感度も高まってくるのだと思います．

突然，一流経営者にはなれません．開業医になったら少しずつでも気になるセミナーに出てみたり，本を読んでみたり，スタッフのために何ができるかを考えたりしてみてください．

今後，保険治療は確実に減っていくでしょう．保険診療に頼らないビジネスモデルを考えるべきです．当院では自費治療を積極的に行い，現在はオンライン診療の体制も整えています．どうすれば付加価値を付けて売ることができるか．経営的な感覚が必要かもしれません．それでも一番というのは，

とても大きな価値です．街で"一番"，"一番"最初にやった，"唯一"など，そういうものに対するインパクトは非常に大きいです．当院も傷跡の治療という分野で地域一番になっています．傷跡の専門クリニックは"唯一"当院だけです．そこにオンライン治療を"一番"はじめに始めたら，さらに付加価値が付くでしょう．

　これを読んでくださったみなさんには，自分のようにステージを間違えないように進んでほしいです．未来も過去も色々と考えることはありますが，大事なことは現在です．今できることだけを考えて経営を進めていってください．現在は開業前にさまざまな情報を気軽に手に入ることできます．私も優秀な先生の事例をたくさん聞きましたが，それがその時のクリニックに合うことがどうかはよく考えてみてください，結局経験してみないとわからないことも多かったです．自分は鵜呑みにして失敗したことも多々ありました．最初は誰もが高校野球の一回戦負けのチームです．たまに最初から二回戦とかベスト8ぐらいから始まる先生もいますが，本当に希少なケースだと考えていいでしょう．まずは集患から初めて経営を安定させて，そのあとに労務に取り組む，それだけは間違えないようにしましょう．

　最後に，当院はけが，やけど，そして傷跡で悩む患者さんを救い，そして形成外科をこの社会に広めることを使命としています．この考えに共感してくれる方，将来形成外科で開業を考えている方は，ぜひ一緒に働ければ嬉しいです．創傷治療や，保険自費も含めた瘢痕治療など，当院でしか勉強できないこともたくさんありますし，もし開業を考えていればそのお手伝いやアドバイスも行います．ぜひクリニックまでご連絡いただけることをお待ちしております．

泌尿器科をもっと身近な存在に!
─積極的な発信と思いやりあふれるサービスで信頼を築く,地域で愛される唯一無二のクリニック─

医療法人社団おもいやり くぼたクリニック松戸五香

窪田 徹矢

キータグ	他科の拡充	NPS の導入	外部サポーターの活用	YouTuber

クリニックプロフィール	
専 門 科	泌尿器科・内科・皮膚科
開 院 年	2017 年 11 月
地 域	千葉県松戸市
スタッフ人数	15 名
分 院	なし
理 念	1. 地域に根差したおもいやりのある医療を提供します 2. 患者様ひとりひとりに親身になって耳を傾けます 3. いつもより安心できるよい医療をめざします

はじめに

　私たち医療法人社団おもいやり「くぼたクリニック松戸五香」は,千葉県松戸市の五香駅から徒歩3分の立地にある泌尿器科・内科・皮膚科のクリニックです.クリニックのある松戸市は千葉県の北西部に位置し,人口約49万人規模の市です.中でもクリニックのある五香は,駅近くにはショッピングセンターやアーケード街など生活に必要なものがそろう生活のしやすい街です.駅から少し歩くと戸建てが多く,東京まで電車で1時間以内という土地柄もあり,ファミリー層のベッドタウンとなっています.

　そんな松戸市の五香駅から徒歩3分の場所に,2017年11月に開院しました.それまでも同じ松戸市内の千葉西総合病院で2003年～2017年までの14年間,泌尿器科専門の勤務医・部長としてこれまでに約35万人の患者様の診察,累計5,000件以上の手術の経験があります.泌尿器科の一般的な治療

のみならず，ロボット手術，腹腔鏡手術などの先端医療にも取り組んできました．クリニックの診察科目は，専門の泌尿器科および生活習慣病を含めた内科，皮膚科の診察まで幅広く対応しています．皮膚科は週2回大学病院から専門医がきており，専門的な診療も可能です．

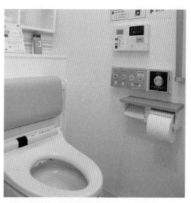

●尿流量測定装置
尿するだけで排尿量わかります

　診療科目ごとに専門医による充実した診療を提供し，家族全員で通院していただける地域の皆様のかかりつけ医として尽力しています．「このクリニックを選んで良かった」と患者様に思っていただけるよう，丁寧で思いやりのある医療を心がけております．

　これまでクリニックに寄せられた口コミは200件以上あり，これは地域のなかでも類を見ない数となっています．安心と思いやり，温かみのあるクリニックとして評価していただいてい

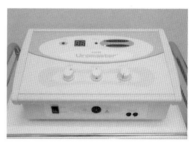

●干渉低周波
尿失禁を改善させます

るので，今後もより期待に応えられるよう，診察内容だけでなくサービスやホスピタリティについても一層強化していきます．当院は，お子様からお年寄りまで幅広い層の患者様にご利用いただいていますが，特に多いのが60〜70歳代の女性です．泌尿器科を設けていることもあり，頻尿や尿漏れで悩んでいる方にも数多くご来院いただいています．

　バリアフリーの院内では，最新の医療機器を取りそろえ，必要な検査や患者様の病気に対する不安解消のため，適切な対処とサポート体制を整えています．総合病院との密接な医療連携を確立し，必要であれば，千葉西総合病

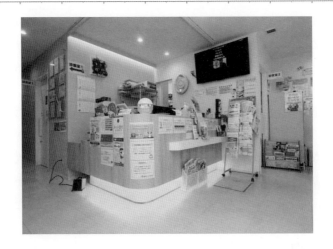

院や松戸市立総合医療センターなどへの紹介も随時可能です．また，アンチエイジング医療としてプラセンタやにんにく注射などの点滴のご提供，サプリメントや化粧品の販売も行っています．

① 開業間もない頃の失敗や不安

「はじめに」でも少し触れましたが，勤務医時代の千葉西総合病院はクリニックと同じ松戸市内にあり，しかも隣の駅ということもあり，開業医の心配事の一つである「患者様が来ない」という事態を避けることができました．振り返ってみると，クリニック経営という面では，失敗らしい失敗はありません．その理由を一つあげるとすれば，開業前にいろいろなシミュレーションをし，経験を積んできたことが生かされているのではないかと思います．

このようにしっかり準備ができたのは，私自身が医者のなかでもマイノリティである泌尿器科専門医だったというのが大きな理由だと考えます．泌尿器科医は医者全体の約2％しかいないため，専門医同士のつながりも希薄になりがちです．そのうえ，開業となれば，頼れる先輩方の数も激減し，開業前に私が知っている泌尿器科医として開業している方はたった一人．また，

医局にも所属していなかったため，先輩・後輩と接する機会もありませんで
した．このように，受け身でいては，必要な情報が入ってこない状況にあり
ました．そのため，「泌尿器科医として，自分の目指す医療をするには何が
必要か？」という開業前の不安が一番大きかったように思います．

　前述の通り，泌尿器科で開業しても市場規模が小さいことは目に見えてい
ました．「膀胱炎にかかったかな？」と思われても，大抵の方やまずは内科
や婦人科などを訪れます．インターネットで泌尿器科を検索する人も，実際
は多くありません．しかも，私が目指していたのは地域の皆様のかかりつけ
医として，お子様からシニア層まで家族全員が気軽に通っていただけるよう
なクリニックです．

　そうなると，自ずと診療科目を増やす必要がありました．風邪をひいたら
内科に行きますし，皮膚にかゆみや湿疹があれば皮膚科に行きます．ですか
ら，日常の健康のお困りごとのニーズに応える医療体制を整えることが不可
欠でした．そのため，内科と皮膚科を診療科目として提供することを決め，
開業前に，内科・皮膚科・泌尿器科を含む総合診療クリニックを開院してい
る先生のもとで約5年間非常勤医として勤務しました．ここで学ばせてい
ただいたノウハウが，いま非常に役立っています．

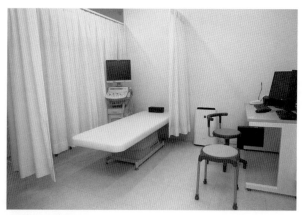

●超音波検査室

また，経営的な観点から見ても，泌尿器科以外の柱を持つことは非常に有利です．泌尿器科以外の柱を持つことで，経営が安定し，患者様にも幅広く質の高い医療を提供することができます．

とはいえ，泌尿器科専門医がいるという看板を下げるつもりはなく，逆に泌尿器科にも気軽に通っていただくためにも，内科・皮膚科の診療もご提供しているという感覚です．

2020年で開業3年目になりますが，いま直面している課題は，スタッフに対する理念の浸透です．開業直後は感じて

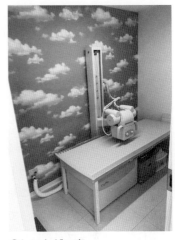

●レントゲン室
雲の背景で明るいイメージです．

いませんでしたが，採用を通してスタッフが増えるにつれて，理念の浸透具合が人によってばらばらだという印象があります．これは採用時に私がスタッフが納得するような説明ができなかったことが一因です．これまで採用面接や朝礼の際に医療理念は伝えてきましたが，「なぜその理念が必要なのか？」まではていねいに話せていませんでした．それによって，理念を唱和しても人によってはやらされている感覚が出てしまうのかもしれません．院長の私の感覚をそのまま，スタッフに押し付けていたなと反省しました．それに気づいてからは，採用などのときには必ず理念とそれを掲げている理由を，私の言葉でていねいに説明していこう，そう決意しました．

2 そこからの学びと転機となった取組み

(1) 理念の浸透

前述した通り，スタッフの増員や勤続年数が長くなるにつれ，理念の浸透具合や理解度にギャップが出てしまうことがわかりました．これを「仕方がない」と片付けてしまえばそれまでですが，やはり院長として，クリニック

の医療理念，あり方，思いをていねいに伝えることは私の責任だと思っています．採用時や朝礼時など，時間をとり，自分の言葉でていねいに伝えていくようにしています．ポイントは「なぜそうなのか？」までを伝えること．方向性を示せば示すほど，共感できる人はより深く理解し，共感できない人は離れていくなどと境目が浮き彫りになることも懸念されますが，そこは長い目で見た時には良いことだと信じています．

　以下，（A）〜（D）では，理念をみんなで共有し，より質の高い診療と思いやりとホスピタリティにあふれるサービスをご提供するために，具体的に院内で実践している事例をご紹介します．トップダウンで動いてもらうという方針は院長の私自身が持っていないので，どちらの事例も軸となるのは患者様目線とスタッフが意見を言いやすい環境，活躍の場を用意することだと考えています．

（A）NPS でサービスの質を数値化

　当院では，NPS®（ネット・プロモーター・スコア）という顧客ロイヤルティー指標を用いたアンケートの記入を初診の患者様にお願いし，サービスの品質を客観的に測り，日々改善につとめています．

　NPS®とは，世界的な企業も活用している指標で，クリニックを薦めたいかどうかなどを数値化し，企業やブランドに対しての信頼や愛着度合いを測るものです．患者様のお悩みや症状を適切な診断と治療で解決するのはもちろんですが，「またここに来たい」と思って帰っていただくまでが，役割だと思っています．これはただクリニックの評判を上げたい，利益を上げたいというわけではなく，泌尿器科という医療のなかでも暗いイメージを持たれがちな科目を明るい印象に変え，ひとりでも多くの必要とされている方に治療を受けていただくことが大きな目的です．そのためには，明るく思いやりをもって患者様をお迎えすることが必要だと考えます．私たちのサービスの評価をするのはあくまでも患者様．だからこそ NPS®という確立された指標であれば，スタッフのだれもが客観的に自分たちのサービスを判断できるようになります．

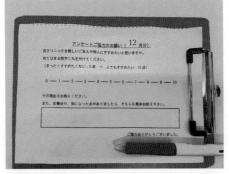

● NPS の導入

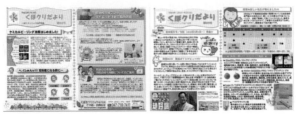

●くぼクリだより

　こうした患者様からのご意見や評価をすぐにサービスに反映できるよう，目的別にチームを細分化し，動いています．一方，クリニック全体の方針にかかわることに関しては代表者ミーティング（以下，「MTG」）など限定したメンバーで実施し，リーダー陣を中心に密度の高い共有を行っています．

　具体的には広報 MTG では「くぼクリだより」を定期的に作成したり院内の掲示物などもスタッフ主体で作成し患者様に好評を得ています．また美容 MTG ではその季節に合った化粧品などを患者様に提案し好評を得ています．

（B）朝礼で理念実践を発表

　朝礼時には，各スタッフ持ち回りで 1 分間スピーチを行っています．内容はクリニックの理念に基づいて行動したことについてです．ない場合は「Good & New」という形で最近あった良かったことや新しいことを共有し

てもらっています．1日のはじまりの朝ということもあり，最後はみんなで発表者に拍手をして，前向きな空気を作って終わりにしています．もちろん良いことだけに目を向けているわけではありません．おかげさまで，一定の評価をいただいているとはいえ，ときにはマイナスのコメントをいただくこともあります．そんなときは「どのようにすれば改善できると思う？」と意見を求めて，スタッフそれぞれが考える機会を持つよう意識しています．そのほうが私だけで考えて出す解決策よりもよっぽど良い案があがってくるものです．

(C) 面談や研修の実施

　こうした客観的な指標軸や朝礼などのミーティングに加え，3カ月に一度，1on1面談を行っています．院長と面談というとそれだけで構えてしまったり，つまらない印象を受けている人もいると思うので「わくわく面談」，略して「ワクメン」と呼ぶようにしています．小さいことですが，日ごろ行うMTGでも明るさを意識するようにしています．

　加えて，理念研修を1年に1回実施しています．これは，一言でいえば，クリニックで働いているすべての人の幸せについて話し合う場です．人によって価値観や大切にしているものはそれぞれ異なります．研修では，それらを掘り下げていくワークなどを用意し，スタッフの皆さんをより深く知っていきます．研修を通して，それぞれに気づきがあり，お互いの信頼関係が深まっていることがわかります．そして，何よりスタッフの人生の目的や幸

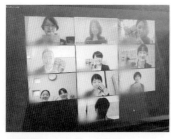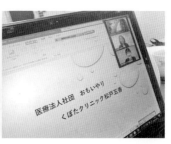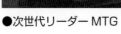

●次世代リーダーMTG

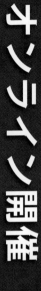
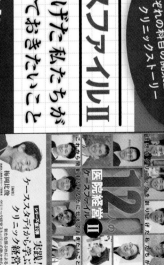

オンライン講演会スケジュール

2021年 5/16（日）

オンライン開催 13：00〜18：00

申込締切 5/13（木）

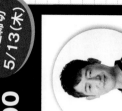

猪又 雅彦 医師

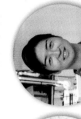

山本 耕司 医師

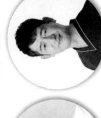

阿久津 征利 医師

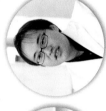

面家 健太郎 医師

荒木 幸絵 医師

花房 崇明 医師

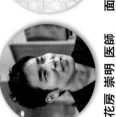

講師

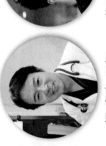

梶 尚志 医師

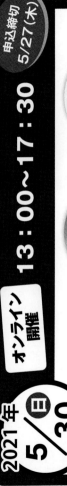

2021年
5/30（日）

オンライン開催

13：00〜17：30

講師

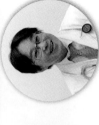

入谷 栄一 医師

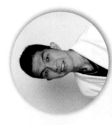

窪田 徹矢 医師

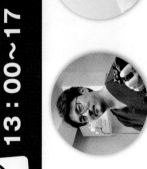

吉良 文孝 医師

村松 英之 医師

澤木 秀明 医師

※講演会講師が変更する場合がございます。ご了承ください。

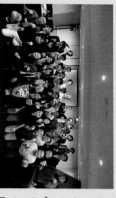

日本で最大の開業医による開業医のためのコミュニティ（M.A.F）に参加している12名もの開業医がそれぞれクリニックの取り組みや、開業ストーリーなど本だけではお伝え出来なかったことも出版記念講演会で皆さんへお伝えいたします。

クリニック経営で起こる問題や悩みは、開業医だからこそ多くが共通しています。

成功している開業医と他の開業医との違いは、ニックを成長させるポイントなのかを理解していることです。今回の講演会は員重な実例を知る素晴らしい機会となるでしょう。

その問題に対してどのように乗り越えてきたのか、またどんな取り組みが

同じ科目の開業医はもちろん、違う科目だからこそ新しい視点で物事を見ることでこれまで気付くことが出来なかった考え方や気付きを得て、今以上に成長・発展出来ることに繋がります。是非、この機会にご来場ください。

せの定義に触れられることが院長としての喜びです．素晴らしい医療やサービスを提供するには，まずクリニックで働く人の幸せも大切だと考えています．

(D) 売上実績など数字はすべて共有

売上げなど，経営に関する数字はすべてオープンにしています．数字は，私たちの提供した医療やサービスの対価を表す指標の一つ．具体的な数字を共有することで，たとえば自分の人件費が全体の何％なのか，ボーナスを上げるにはどんな貢献ができるのかなどクリニック経営の知識を得たり，収益化＝患者様に求められることを考えるきっかけを作ることができます．売上至上主義になってしまうのは本末転倒ですが，数字を共有することで，一人ひとりが責任をもち自分に何ができるのかを主体的に考える機会になればいいと思っています．

(2) 外部とのつながりを強化

(A) URO Passion's の立上げ

ここまでお話したような，クリニック内の理念浸透と並行して，外部とのネットワーク構築も強化していきます．これまでの経験を通して，理想とする医療を実現するには，多くの人が手を取り，支え合う必要があると痛感しています．泌尿器科医というマイノリティの立場で苦労しながら開業したという経験から，後に続く後輩たちのためはもちろんですが，当院のためにもネットワークの構築は不可欠だと感じています．

その考えから，泌尿器科の開業医，開業を考えている勤務医の方を対象に，URO Passion's（ウロパッションズ）[1] というコミュニティを立ち上げました．現在，このコミュニティの発起人として，勉強会や広報活動などさまざまな取り組みを行っています．興味のある方はぜひお気軽にお問い合わせください．

---

1) 若手泌尿器科のための開業医の会 URO Passion's
https://www.passions.life/

　実用的な悩みの相談から，志の共有まで，あらゆるレベル感で支え合える，自走できるコミュニティこそが，理想とする医療の実現をより加速してくれると信じています．悩みがあっても，自分だけで抱えている方がいますし，一方，解決策をもっていても提供する場所がないという方もいます．同じ志をもつ医者の仲間たちとのコミュニティによって，これまで何年もかけて解決していた問題を，瞬時に解決できる可能性が大いにあります．そして，こういったドクター同士のコミュニティは，何より開業前の私が欲していたものでもあります．それぞれが協力し，共存共栄を目指して助け合っていけば，日本の医療はもっと良くなると確信しています．医療現場に従事している者同士がもっと活発に意見交換，情報発信をし，物理的な協力体制をとっていければ，後進の育成・医療現場の改革にもつながると思っています．

（B）M.A.F との出会い

　私は開業前に梅岡先生の本を読ませていただき，出版記念講演会にも参加させていただきました．M.A.F へは，梅岡先生の M.A.F のミッションである卓越したクリニック運営が日本に普及浸透し，関わる人々を幸せにするという言葉に深く賛同し入会させていただきました．M.A.F に入会すると，周りの先生方の熱量の高さ，そして勉強熱心さに深く感動し，個人一人が良くなろうということではなく，先生方みなさんが愛情を持って周りの先生方を助けながら良い方向に向かう，まさに最強のマスターマインドグループだと実感しています．自分自身もみんなで良くなろうという助けあいの精神をより一層持つようになりました．出版というこのような素晴らしい機会を与えていただき誠にありがとうございます．自分が今のように前向きにクリニック経営ができているのも MAF のおかげです．本当にありがとうございます．

3 理想のクリニックにするために大切にしていること

(1) 美容院と間違えられるほど明るいクリニック

　①働く仲間たちが常に明るく仕事ができること，②患者様が「ここにきて良かった」と思っていただけるよう笑顔で診療にあたること．この2つは常に意識しています．質の高い診療はもちろんですが，そもそも病院は多くの人にとって気軽に行こうという場所ではありません．ましてや，泌尿器科はなおさら．ですから，電話応対や声かけ，行き届いた掃除など，おもてなしやホスピタリティがとても大事になってきます．優しい笑顔で「こんにちは」と声をかける，困っている方がいたらすぐに寄り添い「大丈夫ですか？」と声をかけるなどスタッフ一人ひとりが意識して，勤務にあたっています．

　また，クリニックでは接遇研修をC-planさん（医療経営コンサルティング会社）と協力して行っています．接遇だけではなく，スタッフ採用の人事や，マニュアル作り，新人教育など幅広く深く当院にかかわっていただき，スタッフ皆さん全員で研修を心待ちにしています．

　集合研修だけでなく月1回はスタッフ面談を行うことでスタッフの思いや本音を把握し，たくさんの意見を反映することができている状況です．こうして適宜外部のコンサルを入れているのは，スタッフの働きやすさを意識したことでもあるのです．

　こうした日々の努力のお陰か，以前，クリニックに「カットをやっていますか？」と言って入ってこられた方がいました．スタッフも最初は何のことか戸惑ったようなのですが，美容院と間違えて入ってきたということだったのです．このように病院を美容院に間違えるくらい明るく，入りやすい，良い意味でハードルの低いクリニックで今後もあり続けたいと思っています．

(2) デリケートな診療はプライバシーを徹底的に守る

　泌尿器科もあるクリニックのため，プライベートかつデリケートなご相談

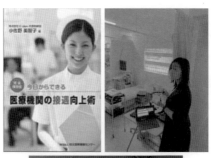

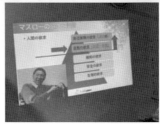

●院内の接遇研修（C-plan（小佐野美智子氏）セミナー）

を受けることが数多くあります．そういった診察については完全個室にして，お薬のお渡しまで患者様とドクターの1対1で終わるようにしています．EDやAGAの診察を受けること自体，ハードルが高いと思っている患者様も多いため，このように配慮をしています．

　明るく，楽しく，入りやすいクリニックという入口はありますが，プライバシーには十分な配慮と思いやりを徹底しております．内科・皮膚科も併設しているため，堂々と入れるという効果もあります．もともと内科で診断を受けていらした患者様が「実は……」といって，EDやAGAのお悩みを相談してくださることも珍しくありません．患者様のさまざまなお悩みを横断的にお聞きできるのは，総合クリニックならではの強みです．それ以上に，患者様が何でも話せる，相談できると思ってくださる関係性を築くことに重きを置いているからです．患者様との信頼関係は，一朝一夕にできるものではありません．スタッフ同士が良い関係でいること，自分たちのサービスを客観的に測る指標を持ち，日々のトライアンドエラーを繰り返すこと，開院

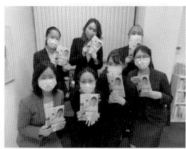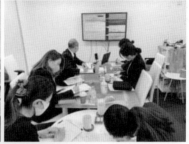

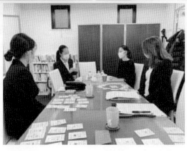

File
9

泌尿器科をもっと身近な存在に！（窪田　徹矢）

●外部研修
院外での新人研修に当院スタッフが参加しています（C-plan）.

以来コツコツと行ってきたさまざまな取組みが，今やっと実を結びつつある
と実感しています.

　サービスの向上に終わりはありません．日々変わる社会情勢や患者様の
ニーズに合わせて，最適なサービスを行い，思いやりや心配りなど，普遍的
な部分は，スタッフとともに切磋琢磨して，人間的な魅力を日々高めていま
す．そのような思いが，「医療法人おもいやり」という名前にもつながって
いるのです.

（3）待ち時間は携帯で管理

　スタッフとのミーティングで話題に出たことの一つに，患者様の待ち時間
の問題があります．待っていただく時間をすぐに短縮はできませんが，シス
テムを使えば病院の外でお待ちいただくことができます．混雑時，クリニッ

クの外で待ちたい方については，診察が近づくと，携帯にお知らせが届く形にし，なるべくストレスなく待ち時間を過ごしていただけるようにしています．患者様の悩みやスタッフの疑問はギフトです．なぜなら，それをきっかけにより良い診療やサービスを生み出すことができるからです．そのためには，スタッフが常に「どうしたらうまくいくか？」を考えて，前に進むことが大切です．院長の私も例外ではありません．大きな理想を見据えながら，日々の小さな課題をしっかりと解消し，前に進むことを意識しています．

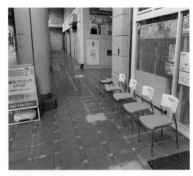

●待ち時間対策（屋外：外出時呼出）
屋外に屋根付きの待合場所を用意し，屋外でお待ちいただくこともできます．
また AIRWAIT という，診察時間になったら電話でお知らせする外出時電話呼出機能もあります．

　待ち時間の解消もその取組みの一つです．小さなお子様と来院される患者様や仕事の合間をぬっていらっしゃる患者様などからは特に好評をいただいています．

④ 今後の課題と展望

　私の人生の目的は「人々が明るく楽しく健康で長生きできる社会をつくる」ということです．この目的を達成するためには，最も得意とする泌尿器科の専門知識を活かさない手はありません．

　少子高齢化の問題や，20代の性交渉未経験数の増加，頻尿や尿漏れなど，日本が現状抱えている課題を解決すべく，泌尿器科をもっと身近な存在にしていきます．

　ED（勃起不全）の患者数は国内で，1,160万人いると言われています．これは高血圧（約1,150万人）や糖尿病（約900万人）よりも多い数です．そのうえ，EDの罹患者のなかで，実際クリニックで受診をしている方の割合

は，全体のわずか5％です．

　デリケートな悩みということもあり，診療を受けることへのハードルがそもそも高いのです．「明るく楽しく健康で長生きできる社会」の実現は，医療だけでは成しえません．良好な家族関係があってこそだと考えます．誤解を恐れずに言えば，家族の最小単位である夫婦の性生活の充実は，良好な家族関係に不可欠なものです．なかなかオープンに話しにくいテーマだからこそ，人知れず悩みを抱えていらっしゃる方も多いのです．だからこそ泌尿器科専門医に通うことが当たり前になり，一人でも多くの方が悩みを解消し明るい毎日を送っていただけるようにしていきたいと考えています．

　現在は，松戸市の五香でクリニックを構えていますが，ほかの地域でも分院をつくり，私の理想とする医療を展開し，多くの方に貢献していきたいと考えています．または，泌尿器科・内科・皮膚科の総合医療を行っていますが，泌尿器科専門のクリニックもいずれは分院として開院したいと思います．特に，私の専門分野でもある，EDや男性の美容など，男性特有のお悩みに応えるクリニックがあっても良いのではないかと思っています．

　必要とされている多くの方々に理想的な医療をお届けするということはもちろんですが，分院をつくることは，スタッフの活躍の場も設けることにも

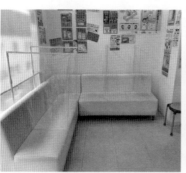

●待合室に仕切りを設置
飛沫防止対策のため，待合室の座席に仕切りを設置しています．

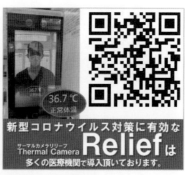

●体温測定器の設置
AI（人工知能）を用いた顔認証技術を活用し，発熱している方を瞬時に見分けます．

つながります．一つのクリニックのなかで長く働いていると，どうしてもマンネリ化してしまいます．分院があると，分院同士の交流や，情報交換，人材の行き来も生まれます．そういった意味合いもあり，今後2〜3の分院をオープンしていく予定です．

　事業を拡大するにあたって，大切にしている指標があります．それは，自分の利益だけではなく，社会的に意味のある拡大をするということです．理想とする「明るく楽しく思いやりのあるクリニックを広めること」で一人でも多くの方々の幸せに貢献すること．そして，スタッフも幸せになり，人として成長し，主体性を持って働いている状態を作ること．そして，それぞれがお互いを喜ばせる．私は「喜ばせごっこ」と呼んでいますが，日々この意識で生きて，理想とする医療を体現していくことで，明るい社会づくりに貢献していきます．

　やはりそのためには，社会に，患者様に求められていることを100％実践し，継続する仕組みを作り上げることが最低限必要なアクションだと思いま

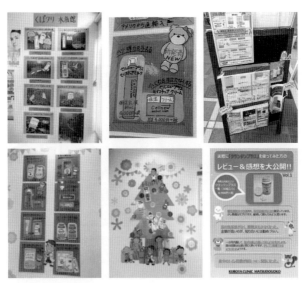

●院内や院外の掲示物

す．医療人としてだけでなく，経営者として世のなかに何を与えられるか，与えるためには何が必要かを常に考えて行動し，トライアンドエラーを繰り返しています．

❺ YouTuber ドクター： バナナ先生として

(1) きっかけ

　上記のような，分院を増やすなどのハード面と並行して，SNSや動画などソフト面での発信も引き続き強化していきます．まずは，院長としてのパーソナルブランディングをより一層高めていきます．

　具体的には，YouTube チャンネル「バナナ先生」[2] と「筋トレドクターくぼた！」[3] の充実です．"バナナ先生""筋トレドクター"とは私のことで，いまでこそ病院のブランディングに活用していますが，YouTube を始めたのは趣味の延長でした．もともと，マラソンやトライアスロンなど有酸素運動が好きで行っていたのですが，クリニックを開院し，患者様が増えてきたときに診療の疲れや精神的なストレスが溜まる時期がありました．男性ホルモン（テストステロン）を高めると，疲れにくくなると言われていますが，なかでも一番手軽で効果的なのが筋トレです．

　その当時，パーソナルトレーニングのライザップが脚光を浴びていた時期だったので，入会しました．そこで半年くらいかけて体重を8キロ減らし，体脂肪を 18%から半分の 9%にしました．「やるならとことん」ということで，ライザップ会員がエントリーできるグランプリにも出場．残念ながら受賞は逃しましたが，私にとっては新しい世界でした．実際，疲れにくくなりましたし，頭の回転も速くなりました．また，筋トレは動脈硬化も予防すると言われています．知らない人も多いでしょうから，動画で発信してみようと思い立ったのが YouTube を始めたきっかけでした．「筋トレドクター」

2) 公式 YouTube チャンネル　バナナ先生
　https://www.youtube.com/channel/UChdi54Grzyec2yksaVuAy4A
3) 公式 YouTube チャンネル　筋トレドクターくぼた！
　https://www.youtube.com/channel/UCGqPm_Q5a5WE4AE_B3rlHRg

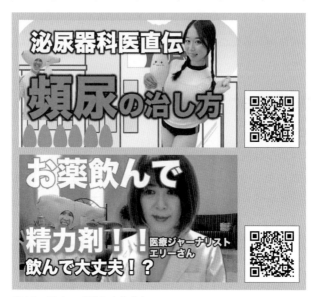

● YouTube（バナナ先生）
　※ QR コードからご覧いただけます.

というネーミングもこれがきっかけです.

　さらに 2020 年 3 月からは「バナナ先生」という YouTube チャンネルを開設しています. 筋トレドクターの配信を通じ, 動画のテーマ設定や構成などの企画や, ポップアップやサムネイルの工夫などの編集等のノウハウが貯まったので, バナナ先生として私の専門科である泌尿器科の普及・啓発にも活かすことにしました. このチャンネルは子供から大人までの下半身の悩みに答えるチャンネルです. バナナをかぶって親しみやすいキャラクターでより泌尿器科を知りたくなるように YouTuber をしています.

（2）動画の内容・導入のメリット・展望
（A）営業ツールとしての動画

　YouTube チャンネルを開設したのは 2019 年 6 月で, それまではクリニック内の待合室においてあるテレビに自分で作った動画を流していました. 一

般的にクリニックのモニターには，休診日の掲示をしたり，外部から動画を購入して流していると思いますが，当院では，扱っているサプリメントの効果など，より診療に近い内容の動画を流していました．これが思った以上に反響がありました．このように，動画を一つ作って流しておくだけで，患者様に必要なメッセージを届け，立派に営業してくれるということはわかっていました．

また，クリニックの患者様は 60～80 歳代の方が多く，YouTube などはあまりご覧にならない世代なので，より院内動画は効果的なのだと感じています．一方，30～40 歳代くらいの働き盛りの世代の方々にもお悩みを抱える方は多数いらっしゃいます．しかも，病院に行く時間もなかなか取りにくい……．そのため，悩みがあれば，インターネットや動画を検索して一次情報を得るのです．活字やブログを読まない方も多くなっている昨今，YouTube はドクターにとっても非常に重要なツールとなります．

私の場合，動画は趣味の延長として始めたので，全く苦になりません．自分の興味に沿ったものや好きなものを仕事につなげられるのはとてもいいことだと思います．そのうえ，ドクターの YouTuber はまだあまり多くありません．誰もやっていないことをやれば，自ずとそのポジションをとることができます．本書を手に取っている皆さんもやってみて損はないと思います．いつかコラボできたらうれしいです．

上記のような流れで，2019 年 6 月から公式の YouTube チャンネルで，動画を定期的に配信しています．

動画のコンテンツは，筋トレドクターではテストステロンを上げる食事という軽めのテーマから，バイアグラ・レビトラ・シアリスなどの ED 治療薬の違いなどの深めのテーマまでさまざまです．書店で雑誌を立ち読みするような感覚で，気軽に見ていただけるように，わかりやすく，面白く，キャッチーに発信することを心がけています．またバナナ先生の YouTube では人にはいえない下半身の悩みをアシスタントの方と一緒に明るく解決していただく内容となっています．

(B) 配信のメリット

　YouTuberをやっていて感じるのは，個人にファンがつくということです．「この人がいるクリニックに通いたい」「この人から泌尿器科について学びたい」，こんな風に思ってくださる方が，少しずつ増えている実感があります．そうなると自ずとクリニックのファンが増えて，足を運んでくださる患者様も増えます．それだけではなく，「ここで働いてみたい」という人も出てくるので採用も楽になります．最近では，ドクターの方も見てくださっているようです．一度もお会いしたことのない方が自分のファンになってくださり，つながりが増えていきます．「まずは興味を持っていただくことから」という気持ちで発信を始めましたが，自分の理念に共感してくださる方がどんどん集まってくるという副次的な効果も感じています．それがYouTubeの素晴らしさだと感じています．ハードルが高いという方も，一度トライしてみることをお勧めします．医者なのに動画をやっている，それだけでまだまだ注目してもらうことができます．やればやるほど，露出にも慣れますし，話も上手になります．

(C) 今後の展望

　ほかのYouTubeドクターとコラボ動画の作成などを通して，「ドクターYouTubeカレッジ」という公式チャンネル・オンラインサロンを開設し，泌尿器科についてもっとたくさんの方に知っていただく機会を作っています．これは，令和版「家庭の医学」のようなイメージで疾患や気になる症状など，医療に関するお悩みを気軽に検索できるものです．次項のドクター向けYouTube講座とも連動し，あらゆる科目のドクターとコラボしてより充実させていきます．興味のある方はお気軽にメッセージをお送りください．また，Facebookやブログ，Instagram，TikTokなど各種発信も引き続き行っていきます．

(3) ドクター向けの YouTube 講座を開講

　これまでのYouTubeの経験を活かして，ドクター向けのYouTube講座

も始めました．前述した通り，YouTube はドクターにとってはご自身や，行っている医療を発信する素晴らしいツールです．これにとどまらず，ドクターたちが正しい医療情報を発信することで，患者様だけではなく，いつでも必要な人に正しい医療情報が届けられることになります．昨今の新型コロナウイルス感染症によるテレワークなどの加速により，オンライン，動画，遠隔診療が当たり前になっていくでしょう．

たとえば，「救急車を呼んでいいのかどうか」を判断するような事態は誰にでもやってくる可能性があります．そんなとき，現代ではまずインターネットで検索する人が圧倒的です．あらゆる診療科目や医療シーンの動画が YouTube 上に充実することで，患者様のリテラシーもあがり，必要のない通院も減り，本当に必要とされている方に適切な医療を届けることができるかもしれません．また，子どもの性教育など，デリケートなテーマを楽しく学べるコンテンツをつくれば，それだけで立派なパッケージとして教育現場で使ってもらうこともできるでしょう．

このように，ドクターによる動画配信には，日本の医療革命を起こすくらいの大きな可能性を秘めていると感じています．それぞれの専門分野を活かして，動画を配信するドクターを増やすべく，今後は自分の発信に加え，ドクター向けの YouTube 講座をより充実させていく予定です．

⑥ 今後開業する方へのメッセージ

開業医は勤務医とは異なり，医療の知識だけでなく，経営やマネジメントなど組織運営の知識も必要になってきます．組織に属しているメリットも大いにありますが，実現したい医療がある方にとって，開業はご自身の思い通りの医療を実現できる素晴らしい手段になってくれることでしょう．そのためには，まずご自身の大切にしている医療理念や思いなどを明確にし，それを体現できるクリニックを描くことが第一歩です．

この本を手に取っている方のなかには開業に対する漠然とした不安や何から始めたら良いのかと悩んでいる方も多くいらっしゃると思います．私自身

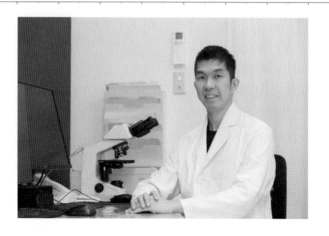

も開業前は同じ不安を抱えていました．しかし，ビジョンを描き，入念に準備することで開業へのハードルはかなり下がるはずです．そして，理想とする医療を実現していくには，それに共感するスタッフや外部のネットワークの存在が不可欠です．開業後は，一時的な成功ではなく，継続的に理想とする医療を提供していくためには，院長自らが理念や思いを伝え続けること，これらをブレずに発信していくことで，素晴らしいスタッフが集い，ともに成長し高め続けることができます．

　本書を手に取られているドクターの皆様も，ご自身の熱い気持ちを信じて，開業医への一歩を踏み出していただきたいと思っています．私も地域医療を通して，理想とする医療を実現していけるよう日々邁進中です．皆様の同志として，全国の開業医の輪を広げるべく，微力ながら貢献していきたいと思っています．

クリニック激戦地で挑む
三方よしのクリニック

医療法人佑諒会　千里中央花ふさ皮ふ科

花房　崇明

キータグ	競合地での開業	診療時間の短縮	複数診療制	IT化

クリニックプロフィール	
専 門 科	皮膚科・アレルギー科・美容皮膚科・形成外科
開 院 年	2017年11月
地 域	大阪府豊中市
スタッフ人数	26名
分 院	なし
理 念	患者に信頼され，職員が楽しく働き，三方よしの成長し続けるクリニック

はじめに

　教授への扉が開きかけたまさにそのとき，私は開業の道を選びました．当時37歳．勤務時代の13年間で，私は筆頭著者・責任著者として34編の英語論文，共著者も含めると59編の英語論文を執筆しています．だから，退職を思いとどまらせる同僚や上司もたくさんいました．花房，何てもったいないことをするんだ，と．しかし，後悔はありません．私を突き動かしていたのは，自身の気持ちに正直でいたいという思いです．その思いのまま2017年11月，「千里中央花ふさ皮ふ科」を開業しました．

　勤務医時代，ガーゼや針などのコストに全く興味がありませんでした．節約したところで，私の給与は変わりません．しかし，今は切実です．すべてクリニックの利益に通じています．つまり，従業員26人の生活が掛かっているということです．医師としての職務はもちろん，経営者としての責任を

果たすため，損益計算書の見方を勉強したり，マネジメントを学習したりして一歩一歩成長をしてきました．

　当クリニックは，大阪府豊中市にあります．最寄り駅の千里中央は大阪府のベッドタウンとして，豊中市内で屈指の乗降客を誇る駅です．その中にあって，当クリニックも一日 200 人を超える患者様に来院いただいています．特に力を入れているのがアトピー性皮膚炎の治療です．26 人のスタッフとともに，最新の機械や注射薬も駆使しながら，地域医療の発展に貢献しています．

　2019 年 5 月には 2 フロア体制を実現し，同年夏には，さらなる成長を目指して「患者に信頼され，職員が楽しく働き，三方よしの成長し続けるクリニック」という理念をつくりました．まだ十分に浸透はしていません．しかし，それが浸透した頃，クリニックが次のステージに乗っているだろうという手応えを感じています．

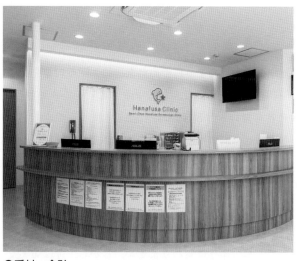

●受付・会計
順番待ちシステムのディスプレイ，クリニックの情報を
放映するデジタルサイネージを設置している．

　こう書くと，順風満帆に来ているように感じるかもしれません．しかし，今日までの間，マネジメントや教育などでさまざまな悩みがあり，それらを一つひとつ乗り越えてきました．きっとこれから開業を考えている先生のヒントになることもあるでしょう．私のキャリアを振り返りながら，どのようにクリニックを作り上げてきたのかをお話させてください．

① 開業までの道のり

(1) 自分の適性を見極めながら皮膚科の道へ

　たとえるとそれは地獄でした．父は会社員，母は薬剤師です．ともに岡山県出身で，地元で出会い，結婚しました．しかし，状況が許すなら，母は医師になりたかったそうです．その夢を諦めて薬剤師になったので，長男の私には大きな期待が掛けられていました．いわゆる教育熱心です．当時は，テストで98点を取っても怒られていました．なぜ2点も間違えたんだ，と．厳しいプレッシャーの中で育ちました．今だから冷静になって少年時代の話をできます．ですが，その頃は地獄そのものだと感じていました（笑）．

　一方で，その環境が医師への扉を開けてくれます．中学受験をし，なんとか中高一貫の進学校に入学できたので，周りには親が医師をしている同級生がたくさんいました．彼らの夢も親と同じく医師になることです．そうした学校生活を過ごすうちに，自分も医師になると決めていました．

　叔父が歯科医で独立開業をしていたことと，自分自身が中学校でアトピーになったことも影響が大きかったかもしれません．叔父が仕事に臨んだり，担当医が私のアトピーに真摯に向き合ってくれる姿に触れるうちに医師への憧れが膨らみ，いつしか夢になっていたのです．

　とはいえ，どのくらい勉強すれば医師になれるのかわかりません．そのため必死で勉強を続け，中学の途中からは学年で首席になりました．そして，自分の学力の中では一番可能性の広がる確率が高い，大阪大学医学部に現役で入学しました．大阪大学医学部といえば，免疫が有名です．しかし，そのときはそうした詳細は知りません．ただ医師への第一歩を踏み出せて嬉し

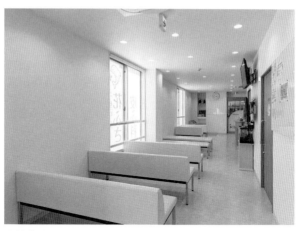

●待合室
2019年5月にクリニックを拡張し，待合室も大きくした．

かったことを覚えています．

　大学入学後は，医学の勉強はもちろん，海外旅行もたくさんしました．進学塾で英語講師をして結構稼いでいたのです．このときの海外経験が後々自分のキャリアを広げてくれることになりました．

　私が医学部を卒業したのは2004年でした．その年度からすべての診療科を2年間で回るスーパーローテーション制度がスタートしました．私は自分の体力に自信がありません．ですが，手を動かすのが好きなので，外科でも比較的体力を使わない診療科に行こうと思っていました．その考えがいかに甘かったか．研修先の病院で痛いほど思い知らされました．当直明けに朝から勤務は当たり前です．文字通り，朝から晩まで働きました．その分，とてつもないスピードでいろいろな経験をさせてもらいましたが，体力的に限界でした．そうなると心も荒んでしまいます．どこにモチベーションを持ったらいいのか非常に迷ってしまいました．

　本当に好きではないと続かない．自分が熱量を持って取り組める科はどこだろう．そう考えた結果，皮膚科という選択肢が出てきました．私自身がアトピーで悩んだ経験を持っています．かゆみや見た目で悩んだ実体験が診療

JCOPY 498-04890

に活かせ，体力のない私でも全力で打ち込める診療科なので，自分の能力を最大限に発揮できるのではないかと思ったのです．

　結果的に 15 人の研修医の中から最優秀研修医に選ばれて研修医期間は終了します．そして 2006 年に大阪大学医学部附属病院皮膚科に入局しました．

(2) やりきった爽快感で開業を決断

　「花房，英語で論文を書いてみないか」．

　ある日，医局でお世話になっていた先生から，そう誘われました．医師としてのキャリアをスタートさせたものの，煮え切らない日々を過ごしていた私にとって大きな転機です．当時，自分がどのようなスタイルの医師になるべきか模索している最中でした．

　もちろん「PubMed」は利用したことがあります．しかし，まさか自分が書くことになるとは夢にも思っていません．自分の名前で英語論文が掲載されて，「Takaaki Hanafusa」と検索したらヒットする．その状況が現実のものとなったとき「これだ」と思いました．臨床をやりながら研究もして英語論文を書くとモチベーションが自然と上がります．将来的に教授への道も切り開かれるかもしれません．自分に合っているのは，このスタイルだと確信し，2 年間で 4 本の英語論文を書きました．というか，お世話になった先生に書いてもらったという表現のほうが適切かもしれません（笑）．

　それでも徐々に独り立ちし，今度は逆に後輩の論文指導をしたり，海外の研究者と共著を出したりしました．留学をしたいという思いが強くなったのもその頃です．海外で世界の医師・研究者とどう戦うのか．それを実際に体験したいと思い，免疫の関与する薬疹を大学院で研究して医学博士を取得した後に，日本学術振興会から奨学金をいただいてアメリカのサンフランシスコへ留学しました．iPS 細胞の研究で有名な山中教授が研究していた大学です．街には山中先生の似顔絵が描かれている旗が揺れていました．まるで自分が日本代表になった気分です．日本の医学界を背負っているという気概をもって，現地で人体の免疫の教育機関である胸腺をメインに研究しました．

　しかし，当初2年の留学を計画していましたが，母の病気などもあり1年数カ月で帰国しました．急な帰国だったので，もちろんポストは用意されていません．ですが，それで良いと思っていました．「このまま独立開業をしようかな」と，このとき初めてリアルに思い浮かべていたのです．勤務医としてやりたいことはやりきったな，そういう満足感に近い思いに浸っていました．

　結局は教授に止められて，東京医科歯科大学に講師として呼ばれました．当時，35歳です．とても大きなチャンスに違いありません．しかし，研究だけでなく，病棟医長として緊急入院の患者様の対応をする必要も多く，その都度，研究をストップせざるを得ず，遅々として進みません．どんどんイライラとしてきます．「自分は何をやりたいのだろうか」と振り返ることが多くなりました．そして遂には，めまい症になってしまいました．

　独立開業を決めたのは，そのとき受診した耳鼻科です．右耳の聴力が落ちていて，眼振が出て目が震えている．診断は突発性難聴の軽いやつでした．とても不安だった自分を，優しく診察をしてくれた医師を見て「自分がやりたい医療はこれだ」と悟りました．もともと研究をしたくて医師になったわけではありません．私もやはり患者様を診察したくて医師になりました．

　研究か臨床のどちらかに集中して，しっかりと結果を出そう．専門医資格も取得した，大学院にも進学した，研究留学をした，病棟医長をやった，講師というポジションも経験させてもらった，後輩に論文指導もした．もはや自分としては勤務医としてやり残したことはありません．やりきったというか，清々しい気持ちで開業に向けて動き出しました．

② 開業と立ちはだかった壁

(1) セオリーに反した立地と開業月で成功

　のんびり行こう．開業の際，私が大切にしていたのはそうした心持ちです．気負わず，自然体でやると決めて，セオリーとは反対のことを2つしま

した．それが立地と開業月です．

　まず立地については，開業をするなら同じ診療科がないところにクリニックをつくるのが鉄則だと言われています．競合のないブルーオーシャンなので，圧倒的に集患がしやすく，クリニック経営もスムーズに軌道に乗りやすいからです．しかし，私は見知らぬ土地で開業しているイメージがあまり湧きませんでした．どうせなら慣れ親しんだところで開業をして，地域医療の発展に貢献したいと考えていたのです．

　私は大阪府高槻市で生まれ育っています．いわゆる北摂出身です．出身大学の大阪大学も近くにあります．そうした思い入れのある場所で開業した方が私のやりたい医療が実現できると思い，千里中央に決めました．しかし，千里中央には，すでに5軒の皮膚科クリニックがあり，競合激しいレッドオーシャンに近いエリアです．ただそれでも何ら構いませんでした．初めから多くの患者様は期待せず，一人ひとり丁寧に診察しながら少しずつ集患していこうと思っていたのです．

　物件は検索サイトで探しました．実は，留学から戻って，最初に開業を考えたとき物件を探し，現在のクリニックの場所もすでに見つけていました．そのときは開業をしなかったものの，独立を本格的に決めてから再度連絡をいただき，2年経ったその時もまだ空テナントだったため，すぐに決めました．ある意味運命です（笑）．

　余談ですが，留学から帰国後，教授には独立開業を一度反対されています．二度目はあり得ません．そこで物件のオーナーと契約を締結するかしないかのタイミングで，「開業場所を決めてお金も払ってしまいました．開業は1年後です．それまでは全力で頑張ります」と伝え，なんとか独立開業の許可をいただきました．

　セオリー違反の二つ目は開業月です．私は2017年11月に開業しました．通常，皮膚科は秋冬に患者様が減ります．ですので，花粉症皮膚炎や，トビヒや水虫などの感染症の患者様が増える3月あたりの開業が鉄則です．しかし，私はあえて11月の開業を決めます．スロースタートだけでなく，

ミニマムスタートも切りたかったのです．小さなリスクで始めて事業を軌道に乗せていこうと考え，スタッフは私と医療事務のパート5名だけで開業しました．

　そのほかの準備については全くノウハウがなかったので，物件のオーナーを通してコンサルティング会社を紹介してもらって無料でサポートいただきました．特に注意したのは，機材などの購入でぼったくられないことです．「医者は世間知らずのボンボンが多いから，業者からカモネギと思われている！」と色々なセミナーで聞いていましたから，不当な金額をふっかけられないように，常に相見積もりを取ったり，先に開業した友人や先輩に相場を確認したりして，適正な値段を探っていきました．

　こうして開業を迎え，初日の午前診のみの水曜日に15名，木曜日に63名の患者様が来院され，私は「集患の問題はわずか2日目にクリアした」と確信しました．場所に恵まれたところが大きいかもしれません．千里中央の上新田は豊中市で一番人口が多いエリアです．しかも駅に向かうには，当クリニックの前を必ず通過しなければなりません．すでに集患に成功している他のクリニックが入っている医療モールだったことも関係しているでしょう．

　そうした地の利も生かして集患に成功し，早々に売上げなどの問題はクリアしました．しかし，地獄はそこから始まります．

(2) 経営者としての成長と覚悟

　スロースタートとミニマムスタート．開業当初に描いていたビジョンはもろくも崩れ去りました．そんなに集患できると思っていなかったので嬉しい悲鳴に違いありません．しかし，院内はひどい状況でした．

　そもそも2日目から看護師なしで63名の患者様です．その数を1人で診察しなければなりません．しかもすべての患者様が初診なので手間暇がかかります．当然，オペレーションも悪くなって「なんでこんなに待たせるんだ」と患者様からクレームが出てしまう始末です．

　ミニマムスタートの予定だったので，開業時に常勤のスタッフは雇ってい

ません．扶養の範囲内で働くパートが中心で，そのほとんどが40歳代から50歳代の子育てがひと段落した方たちです．そうした方はご主人の収入があるので，空いた時間に気軽な気分で働こうと考えています．しかし，患者様が100名を超えると，想像以上に忙しくなってしまい，気軽な気分では働けません．結果として，院内の体制が整う前に待合室に患者様があふれ返り，午前だけの診療の土曜も17時頃まで診療が続いたりしました．

　当初の計画は完全に失敗です．パートの方の時給を上げても，根本的に彼女たちのニーズとは異なります．彼女たちが求めているのは気軽な気分で働けるクリニックなのです．どんどんと温度差が大きくなって，1年以内にほとんどのパートのスタッフが辞めてしまいました．

　私も経営者として未熟でした．勤務医から開業医になったばかりですから，自分の仕事に必死で，それぞれのスタッフの立場に立って気持ちを考えることができません．皆，いろいろなニーズがあって仕事をしている．そう深く理解するようになったのは開業から半年が経った頃です．それからは常勤スタッフを中心とした採用を始めました．

　しかし，立場の違いによる考えの相違はその後もしばらく続きます．たとえば，当クリニックでは福利厚生に力を入れていました．開業以来，ミーティング時にお弁当を出したり，スタッフルームのおやつを食べ放題にしたりして，スタッフが働きやすい環境を整えていたつもりでした．また私自らが毎朝資料を作成し，皮膚の病気についてのミニ勉強会をスタッフ向けに行っていました．スタッフのことを大事に思っていたつもりでした．しかし，2019年5月に行った院内アンケートでスタッフとの意識差に気付かされます．そうした取組みがほとんど響いてなかったのです．従業員満足度のあまりの低さに私は愕然としました．

　また，そのアンケートの直後に，朝7時から入るはずの患者様の予約が入らない日がありました．8時過ぎにクリニックに出勤してから，前日夜にパソコンの電源を切ったことが原因だとわかりました．彼女たちにとっては単なるミスかもしれません．だけど，私にとってはクリニックの売上げをロス

クリニック激戦地で挑む三方よしのクリニック（花房　崇明）

したことに他なりません．アンケートで，自分の取組みがスタッフに響いて
いないことにショックを受けていたこともあり，恥ずかしながら私はスタッ
フに激怒してしまいました．

　私はクリニックの経営者です．何か嫌なことがあったからといって，クリ
ニックを閉めるわけにはいきません．一方で，スタッフは何か嫌なことがあ
ればいつでも辞められます．そこに意識差が生まれるのは当たり前です．立
場が違います．それを理解した上で，スタッフを巻き込みながら魅力的なク
リニックをつくっていかないといけません．

　それが経営者としての責任です．責任が生まれると経営者としての覚悟も
できました．クリニックで起こるすべてのことは私の責任です．前日にパソ
コンの電源を切ったらいけない．そう伝えていなかった私のミスです．

　とはいえ，そう思えるようになったのは，開業してからだいぶ経った頃で
す．開業当時は，うまく仕組みを作れず，何でもかんでも人のせいにしてい

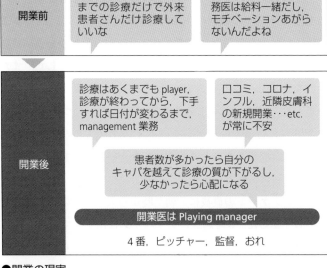

●開業の現実

ました.

③ 開業当時の失敗から学んだ教訓

　立場の違いによるギャップ以外にも開業当時はさまざまな失敗をしました. 採用だったり, 業者の選定だったり, 挙げたらきりがありません. それらの失敗を通して得た教訓が「プロフェッショナルの力を適切に借りる」と「健康第一だと肝に銘じる」です. それぞれ詳しく説明をしたいと思います.

(1) プロフェッショナルの力を適切に借りる

　少し割高になったとしても, プロの力を適切に活用することをお薦めします. 開業前後で, 私はホームページ作成と税理士選びで失敗しました.

　ホームページの準備をしていたのは開業前です. 最初, ホームページを作れるという知り合いに頼みました. しかし, 作っているうちにいろいろな要望が出てきます. そうなると, 「ホームページを作れるすごい素人」, といった程度ではなかなか対応ができません. 私も知り合いなので, 正直な意見などが言いづらい点があったのも事実です. 結局, 最終的にはプロの業者に任せました. ホームページをオープンしたのは開業の数日前です. 今から振り返ると, すぐにプロの力を借りて, もう少し早く公開しておけばよかったと思っています.

　税理士についても同じです. 友人の紹介で, 値段の安さで選びましたが, 医業に対する知識がなく, 作業がスムーズに進みませんでした. 開業してしばらく経って, あたらめて税理士を探さなければならなかったので二度手間でした. 少し割高でも, 初めから専門の方にお願いする方が後々ストレスなく仕事が進むでしょう.

(2) 健康第一だと肝に銘じる

　開業したら自身の体力の限界を踏まえて, しっかりと長く働ける体制作りが欠かせません. 開業後, 私も働き過ぎて体調を崩しそうになりました. 開

業医はオープンしたら終わりではありません．むしろ開業してからが本番だからこそ健康第一です．

　また，スタッフを雇用したら，その人の生活を守らなければなりません．給与を支払い続けることができなくなったら死活問題です．それを実現する仕組みづくりが欠かせません．当クリニックでは「医師の雇用」と「診療時間の短縮」で健康を守れる体制を整えました．

　医師の雇用を考えたのは開業して半年が過ぎた頃です．そもそも千里中央は意識の高い方が多いエリアで，薬だけを求めてクリニックに来る方はいません．ほとんどの患者様が医師の適切な説明を聞きたくてクリニックに来ています．突っ込んだ説明を求められるケースも多く，一人ひとりの診療にかなり長い時間が掛かっていました．さらに昼休みを削ってオペをやったりしていたので休みがとれません．

　現在は皮膚科の非常勤の先生以外に，形成外科の先生が常勤で働いてくれています．その分，休みがしっかりと取れるようになったので負担がかなり軽減されました．

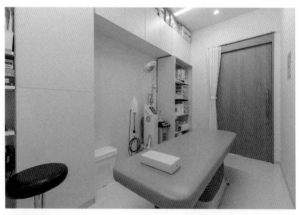

●手術室
2019年4月より形成外科専門医が常勤として勤務し，粉瘤・脂肪腫などの切除から眼瞼下垂手術まで対応している．

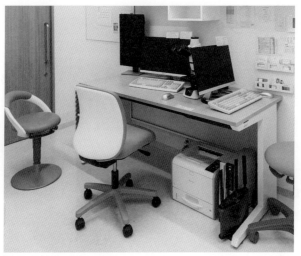

●シュライバーシステム
電子カルテ画面を医師とシュライバー（医療クラーク）が共有
し，カルテ入力をシュライバーに補助してもらうことで，医師
が患者様の診療に集中できるシステムを確立している.

　また，診療時間の短縮は，あるスタッフの退職がきっかけです．かつて遠
方から通ってくれているスタッフがいました．当時，19時までクリニック
の受付をしていたので，仕事が終わるのが21時過ぎになることも多々あり
ました．そうなると自宅に着くのは22時過ぎです．おそらく無理をしてい
たからでしょう．とても真面目で優秀なスタッフだったにもかかわらず，あ
る日，突然来なくなってしまいました．まだ体制が整っていなかったとはい
え，適切なケアをできなかった私の責任です．ひどいことをしてしまったと
猛省しました.

　今は受付時間の終了を一時間早くし，スタッフや私がゆとりをもてる体制
にしています．診療時間を短くして以来，辞めるスタッフはほとんどいませ
ん.

④ クリニックの展望

(1) 経営者としてさらなる成長を目指す

　どんなに勉強をしても，し過ぎることはありません．開業してから思うのは，開業前にもっと熱心に勉強をしておけば良かったということです．当時，自分では一生懸命に勉強しているつもりでした．しかし，それでは足りなかったのです．開業後は，勉強の時間がなかなか取れなくなります．合宿のセミナーなどに参加することはかなり難しくなるでしょう．もちろん当事者になってわかることもたくさんあります．それを差し引いても，開業前に経営者の勉強をもっとしておくに越したことはありません．

　開業後，何か壁にぶつかるたびに，私は船井総研などのコンサルタントを入れたり，M.A.Fやアチーブメント社のセミナー，医経統合実践塾（主催：医経統合実践会）で勉強して課題を解決してきました．

　まず力を借りたのが船井総研です．開業後，待合室に患者様が溢れてしまったとき，何をどうしたら良いかわかりませんでした．スタッフのモチベーションも上がらず，オペレーションは壊滅的です．どうしたらスタッフが生き生きと働いてくれるのかも皆目見当が付きません．そのとき課題を解決するさまざまなノウハウを教えてくれたのが船井総研です．スムーズに売上げを上げながら，患者様が喜び，スタッフも働きやすい環境を実現するか．その具体的なやり方を教えてくれました．

　しかし，やり方だけでは意味がありません．そこにどうあるべきかという"在り方"が加わるからこそ，より適切なアプローチを取ることができます．その在り方を教えてくれたのがM.A.Fです．実は，M.A.Fのことは開業当時から知っていました．しかし，その頃は前述の通り，集患と売上げの問題で頭がいっぱいです．なので，それらを解決してから2019年2月に本格的に参加しました．

　M.A.Fでは遥か年上の先輩方が真摯にクリニック経営に臨んでいる姿に触れることができます．当たり前ですが，1日は24時間しかありません．

その中で最大限のパフォーマンスを発揮するには，スタッフの力を借りて自分の得意分野に集中できる環境作りが大切です．M.A.F では，それを実現できるノウハウを共有し合っています．どんな意識付けをすれば，スタッフがやる気を持って働いてくれるのか．そうしたトピックスも M.A.F で学んだからこそ，クリニックの環境を徐々に良くしていくことができました．

　開業医になると日中は勤務医で，夜は経営者です．二つの顔を適宜使い分けていかないといけません．大切なのが，いかに 24 時間を効率的に使って，健康的に長く事業を持続させていくかという視点です．それを成り立たせるためにも仕組みが欠かせません．当クリニックでは，現在，それを皆で考え

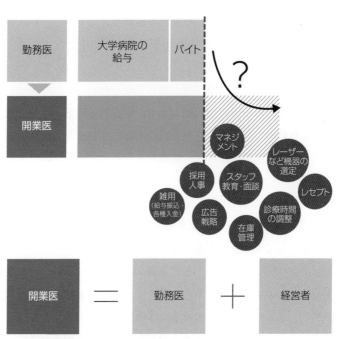

- 経営のことをそもそも考えたこともない！
- スタッフの採用方法・教育なんて知らない！
- 開業後は，診療しながら経営のことを勉強する時間も力も残っていない！

●勤務医と開業医の違い

File
10

クリニック激戦地で挑む三方よしのクリニック（花房　崇明）

ながらつくり上げています.

　なお, 開業医になった後, 臨床のアップデートも必要不可欠です.「まだこんな薬を使っているのか」という古い常識のままのクリニックもあります. 患者様の健康を守るためにも, 自分はそうなりたくはありません. 常に勉強をしていくつもりです.

　しかし, 経営も臨床も勉強しなければならないとなると時間が足りません. だからこそ, なおさら仕組みづくりが大切だと痛感しています.

(2) クリニックの方向を定める理念の誕生

　院長, なぜこれをやらないといけないんですか.

　気付くとスタッフから, そうした疑問が不満と共に上がってくるケースが増えました. 大きなきっかけは 2019 年 5 月にクリニックを 2 フロアに拡張したことでした. 当クリニックには 20 名のスタッフがいます. その人数が別々のフロアで働くので, 意思疎通が難しくなったのです.

　開業以来, 診療時間を 1 時間短縮したり, 常勤の医師を雇用したり, クリニックの改革を進めてきました. それだけではありません. 院長秘書を雇ったり, リーダー職を創設したりと, 組織化を進めながらクリニックを成長させてきています.

　院長秘書を雇ったのは 2019 年 3 月です. 資料や統計, 院内掲示物の作成など, 私の業務のサポートをお願いしています. 頭が切れて仕事も早いスタッフなので, とても心強い存在です.

　また, リーダー職は, 看護師と医療事務のそれぞれに置いています. リーダーを中心とした教育や情報共有の体制をつくり, 意思疎通の円滑化を図りました. 私が「スピーディーにやりましょう」と言うのと, 全く同じことをリーダーが言うのとでは, 他のスタッフに対する響き方が違います. 私の代わりに言いにくいことも伝えてくれるメリットはとても大きいです. リーダー職も採用と同様スキルで選んではいけません. あくまでも人柄を重視して選んでいます.

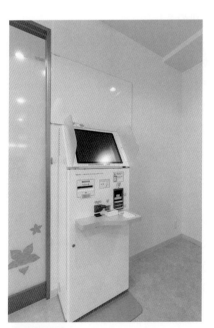

この他にも，自動精算機やお掃除ロボット，画像管理ソフト，iPad を用いた患者様指導，インカムなどテクノロジーの活用も進めています．もともと私自身，IT が大好きです．同時に勤務医の頃から，自分がやる必要のない仕事をするのが嫌でした．なので，ある程度のコストが掛かっても，機械でできることは機械でやるようにしています．

こうした取組みの結果，だんだんと環境が整い，前述した2フロアに拡張することができたのです．しかしその反面，スタッフの不満もピークに達していました．クリニックの成長スピードに内部の体制が追いついてきた．私はそう感じて達成感を覚えていましたが，なぜそれをやるのかの説明が十分

●自動精算機
自動精算機を開業後数カ月から導入した．釣り銭間違いがなくなり，毎日の締め作業も楽になり，患者様，スタッフからの評判も上々である．

File
10

クリニック激戦地で挑む三方よしのクリニック（花房 崇明）

ではなかったのです．たとえば，シミ取りレーザーならば患者様からの要望があり，クリニックの発展にレーザーが必要だから導入をしました．自動精算機ならば，スタッフの業務負担が減って，患者様も便利になるから導入をしました．しかし，全員にはその意図が伝わっていません．そのため「また院長が新しい機械を勝手に入れた」とネガティブに受け取られてしまっていたのです．

　もちろん，それぞれの取組みにはしっかりとした理由がありました．つまり，私の説明の方法が下手だっただけです．また，見切り発車でやってしまうことも多かったです．そうした状況に加え，フロアを拡張して2階と3階で円滑にコミュニケーションを取る必要も出てきたため，しっかりと理念やビジョンを作ろうと決めました．

　そもそもM.A.Fで経営理念の大切さを教わっていました．しかし，忙しさにかまけて理念やビジョンを作っていなかったのです．スタッフが増えてくると，なぜ私がそれをやるのか，やりたいのかという根本的な考えをしっかりと伝えなければ，同じ方向を向いて成長ができません．

　私が新しいことをやるのは，患者様のためか，スタッフのためか，クリニックのためかのいずれかです．「三方よしのクリニック」という言葉を使ったりもします．自動精算機は患者様のためであるのと同時に，スタッフのためです．一方で診療時間を短くしたのはクリニックのためであるのと同時にスタッフのために他なりません．そうした考えを理念に落とし込んで作ったのが「患者に信頼され，職員が楽しく働き，三方よしの成長し続けるクリニック」という理念です．

　開業以来，後ろをあまり振り返らずに前だけを見て駆け抜けてきました．大切にしてきたのはスピード感です．何かを学んで，クリニックのためになると思ったら，すぐに取り込んできました．それがクリニックの急成長を実現してきたのです．

　しかし一方で，説明不足で反発を生んだ一面もあります．思いを理解してくれないまま，退職してしまったスタッフも一人や二人ではありません．だ

からこそ，ついてきてくれたスタッフには感謝の気持ちでいっぱいです．

　理念ができたお陰で，私の判断の基準が明確になったので反発は減るでしょう．これから理念を軸にした組織化をさらに進めていきます．説明不足を解消しながら，スピード感を落とさずに成長し続けていきたいです．

(3) 開業医になって気づいた医師という仕事の面白さ

　アイデアが次々に湧いてきて，1日があっという間に過ぎる．患者様に喜んでいただくにはどうすればいいか．それを考えると本当にワクワクします．開業医になって気が付いた，医師という仕事の楽しさです．

　実をいうと，大学病院で研究に明け暮れていたとき，良い研究のアイデアがあまり湧いてきませんでした．教授や指導医の先生をはじめ，さまざまな方からアドバイスをいただいて，やっとアイデアを絞り出していたような状況です．いつしか教授になることを目的に研究をしていたからでしょう．目的と手段が逆になっていました．

　たとえば，iPS細胞の研究で有名な山中教授は，ノーベル賞がほしいから研究していたわけではないでしょう．きっと知的好奇心のままに取り組んでいたらノーベル賞にたどり着いたというだけだと思います．私は教授になるために研究をしていたので，中身がありませんでした．だから開業を決めて清々しい気持ちに包まれていたとき，私はすでに気付いていたのです．自分がなりたいのは教授ではない，と．

　特定の勤務医からは，開業医は格下のように見られています．開業医のことをお金儲けのため楽をしていると考えている人も少なくありません．正直に言うと，勤務医時代，私もそうした見方をしていたところがあります．開業をしたいけれど，それをしたら負けだと考えてしまっていたのです．

　結果的に自分に向いているのは，開業医でした．もちろん勤務医時代と同じく深夜まで働くこともあります．だけど，楽しく働けているので苦痛ではありません．開業すると，自然体でいられます．開業をしてから「やはり勤務医時代は無理をしていたんだな」とあらためて実感しました．同時に医師

という仕事の可能性の大きさを感じています．開業医だからこそできる医療への貢献の仕方があるのです．

　しかし，私一人で診療できる患者数や提供できる医療には限界があります．なので，一緒に切磋琢磨できる医師仲間がほしいと思っています．将来の分院展開も視野に考えています．非常勤，常勤は問いません．興味がある方は，ぜひご連絡をください．

5 これから開業を考えている先生へのアドバイス

　いかにスタッフを巻き込めるか．それが開業を成功させる上で大切な要素です．勤務医のときは看護師や医療事務の教育に携わっていない方が多いでしょう．しかし，開業をしたらそうはいきません．パラメディカルと力を合わせて，一緒に良い職場をつくる必要があります．

　それが自分のためにもなります．早起きをして一人で採用のことを考え，診療が始まったら患者様に集中し，診療後に今後の経営のビジョンを描く．開業医の仕事はとてもやりがいがあります．しかし，消耗が激しいのも事実です．一人では持ちこたえられません．それに一人では理念の実現ができな

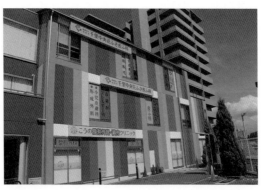

●クリニック外観
千里中央花ふさ皮ふ科は上新田メディカルブリッジで 2017 年 11 月に 3 階で
開院した．2019 年 5 月に 2 フロアに拡張し，2 フロアで診療を行っている．
医療モール内には当院以外に内科，整形外科，耳鼻咽喉科がある．

いでしょう．大きなビジョンを実現するためには，必ず人の力が必要なのです．

　人の力を集めるために欠かせないのが理念です．当クリニックではまだ定着していません．これから理念を軸にしながら，スタッフが輝く職場をつくっていきたいです．給与でも人間関係でもやりがいでも構いません．一人でも多くのスタッフに「医療法人佑諒会　千里中央花ふさ皮ふ科」で働けて良かったと思ってもらえる職場にしたいと考えています．そうあるためには，まずは私自身が人として成長をしなければなりません．

　名勤務医，名開業医にあらずです．自身の理念を掲げて，開業医として日本の医療の発展を目指す仲間が増えたら嬉しいです．

　最後にいつも子育てや家事などを任せっぱなしで，仕事に集中させてくれている妻に感謝して筆を置きたいと思います．

File
10

クリニック激戦地で挑む三方よしのクリニック（花房　崇明）

近隣県からも足が絶えない 小児循環器特化型クリニック

あわのこどもクリニック

面家健太郎

| キータグ | 3つの柱 | 立地 | 遠方からの集患 | 理念経営 | モチベーション管理 |

クリニックプロフィール	
専 門 科	小児科・小児循環器内科・アレルギー科
開 院 年	2019年4月
地　　域	岐阜県岐阜市
スタッフ人数	9名
分　　院	なし
理　　念	こどもたちの笑顔と健康を守る　～現在から未来まで～

はじめに

「自分が独立開業するとは」

　勤務医として最前線の現場で奮闘していた自分が，今の私を見たらきっと驚くことでしょう．それくらい独立開業するとは夢にも思っていませんでした．正直に申し上げると，大学在学時，開業医に憧れたことはあります．しかし，医師としてのキャリアを重ねる中で「自分にしか救えない命がある」という使命感を持つ頃には，"独立開業"の文字は私の頭の中から消えてなくなっていました．小児循環器の難しい症例を治すことこそ，私の仕事だと思っていたのです．

　それにもかかわらず2019年4月，私は「あわのこどもクリニック」をオープンさせます．医師としてのキャリアは順調でした．それでも，さらに自分の理想とする小児医療を実現したいと思い，勤めていた病院を飛び出して独立を果たしました．

現在,「こどもたちの笑顔と健康を守る ～現在から未来まで～」という
ミッションを掲げて,岐阜市粟野を中心にその周辺エリアの小児医療まで支
えています.当クリニックの特徴は「小児専門クリニック」と「小児循環
器」「広域医療」という3本の柱です.専門性を大切にしながら幅広いエリ
アにリーチする方法で,開業以来,多くの患者様に来院いただいています.

スタッフもセミナーに積極的に参加したり,新しい制度づくりを手伝って
くれたりと,向上心のあるメンバーばかりです.スタッフの一人として,妻
も力を貸してくれています.そうしたサポートもあり,一人ひとりの患者さ
んにしっかりと向き合った診療を実現できていて感謝に堪えません

しかし,開業当初は違いました.自分が独立開業をすると思わなかったよ
うに,こうした理想的な環境を実現できないのではと疑心暗鬼になるほど混
沌とした状況でした.なぜ,ここまでたどり着けたのかというと,掲げた
ミッションの実現を諦めなかったからです.

私がどのように独立を決意し,どうやってゼロからクリニックをつくりあ
げてきたのか.順を追ってくわしくお話していきたいと思います.

① 開業までの道のり

(1) 岐阜の小児医療を支えているという矜持

私は医師になりたいと思ったとき,小児科医になろうと決めました.きっ
かけは私自身が小児アレルギーだったことです.もともと両親が病院で事務
職として働いていたので,幼い頃から医療は身近な存在でした.そこに小児
アレルギーの治療でお世話になった小児科の先生への憧れが加わって「自分
も医師になりたい」と,自然に思うようになりました.

進学先は地元の岐阜大学医学部です.将来的には地元に医療で貢献がした
いと思っていたので,迷わず生まれ育った地元の大学に進学を決めました.
しかし,そこで小児科の厳しい現実を目の当たりにしました.入院中の子ど
もたちを慰問するボランティアサークルで,病で苦しんでいる子どもたちに
出会ったのです.筋ジストロフィーといった難病に冒されている子どもも少

近隣県からも足が絶えない小児循環器特化型クリニック（面家健太郎）

なくありませんでした．その闘病の様子はあまりにも壮絶でした．小児医療のリアルな姿を受け止めることができず，自分の認識の甘さを痛感しました．

　私が小児科医に抱いていたのは，町のクリニックの先生のようなイメージでした．地域の子どもたちを相手に風邪やアレルギーなどを治療する．そうした素朴な医師像を思い描いていました．だからこそ，理想と現実のギャップの大きさに強いショックを受けたことを覚えています．難病に立ち向かえなければ一人前の小児科医になれない．そう落ち込む日々が続きました．

　それでも私は小児科を選択しました．先輩が地域の小児科クリニックに連れて行ってくれて，私が思い描いていた医師像でも小児科医になれるとわかったこと．また，大学病院での実習などを通して重症の子どもを積極的に診察して徐々に耐性もできていたので，卒業後はそのまま小児科へ進みました．とはいえ，小児科医として大きく飛躍するには頭も鍛えないといけません．そこで大学院でアレルギーや免疫の調節因子についての研究を行いました．4年間は勉強だと決めて，世界中の論文を読み漁りました．

　その後，大阪の国立循環器病センター（現：国立循環器病研究センター）に赴任します．朝から晩まで働きながら小児循環器疾患を学び，岐阜県総合医療センターに異動しました．岐阜県総合医療センターは，岐阜県内はもちろん，愛知県や滋賀県からヘリコプターで重症患者が運ばれてくるような病院です．そこで研鑽を積むことで，自分にしか治療できない領域もできてきました．

　地域医療に貢献する小児科クリニックをつくりたい．キャリアを重ねる中で，いつしかそうした想いはなくなっていました．それよりも難しい症例の患者さんの命を救い，岐阜県を中心とした広域エリアの医療を支えることが自分の使命だと思うようになっていたのです．

　私の頭の中で"独立"の二文字が再び浮かぶのは，岐阜県総合医療センターに勤めて10年が経った頃です．そのとき私はチームにおいて臨床面でも学術面でも指導的な立場を務めていました．

JCOPY 498-04890

(2) 小児医療の現状を変えるため独立を決意

モチベーションが高まれば高まるほど，周りに迷惑を掛けてしまう.

当時，私は何とももどかしいジレンマに悩まされていました. 私が専門とする小児循環器には完治がありません. 手術によって運動ができるようになりますが，病院に通い続ける必要があります. いわゆる慢性疾患です. そのため病院に来るために学校や幼稚園を休まなくてはいけません. 中には受験を控えた中学生などもいます. 生きるか死ぬかの病から一歩抜け出して，次のステージに進もうと奮闘している. そんな大事な時期に今度は私が足手まといになってしまい，どうにかしたいと考えていました.

そこで診療時間を少し伸ばしました. その頃，病棟やカテーテルの処置に追われ，外来の対応が難しくなっており，少しでも多くの患者さんを診察したいという思いが強かったのです.

しかし，そうすると新たな問題が現れます. 私が診察時間を延ばすと，看護師や事務もそれ合わせて残業をしなければなりません. そのため，私のやり方に少なからず不満が出てきました. しかし，それは私の本意ではありませんでした.

どうしたものか. そう思ったとき，私の中で独立開業という選択肢が浮かびました. 実を言うと，岐阜県総合医療センターに勤めるうちに小児医療が抱える新しい問題も見えていたのです. どんなに難しい症状を手術で治療しても，退院後にかかりつけとして診てくれる小児循環器の専門医はほとんどいません. それが原因でもっと早く治療できていたらといったケースもありました. 専門医がいる大きな病院に行くしかない状況が，診療の継続と社会生活の両立を難しくしていました. それぞれの地域に小児循環器専門医というワンクッションがあるだけでも状況は大きく変わるでしょう. ならば，自分がそれを実現する人になろうと思ったのです.

指導的な立場を務めていたこともあり，教授などには独立を止められました. 正直に言うと，それまで私自身もどこかで高度な医療を提供している方が価値のあることだと思っていたのかもしれません. 岐阜県内で一番，重症

File
11

近隣県からも足が絶えない小児循環器特化型クリニック（面家健太郎）

の子どもたちが集まる病院で勤務していたのですから.

　しかし，新たな使命を前に私の胸は高鳴っていました．私なりのやり方で
やりたいように小児医療で地域に貢献しよう．そう決めて，独立に向けて大
きな一歩を踏み出しました.

② 軸と柱を活かした開業

(1) 軸をしっかりと持って運命的な場所に巡り合う

　開業エリアを決める際，ある軸を持って物件を探しました．それがあえて
岐阜県総合医療センターから離れた場所で開業することです．そもそも岐阜
県総合医療センターの近くで開業してもあまり意味がありません．総合医療
センターに行けば，ほとんどの症例を診察することができます．そのため，
あえて小児科専門医がいないエリアで開業しようと思いました．小児循環器
に絞っては，ターゲットが絞られ過ぎてしまいます．小児循環器以外にも病
に悩む子どもは数多くいます．そこで小児全般を診察しながら専門的に小児
循環器にも対応するスタイルとしました．つまり，2本柱です．小児科はも
ちろん，循環器という専門も診察できる．二つのアピールポイントで幅を持
たせて，開業後，スムーズに集患していこうと思いました.

　こうして導き出されたエリアが岐阜市の粟野でした．岐阜市の外れに位置
し，大きな病院からも離れています．また，小児科専門クリニックもないの

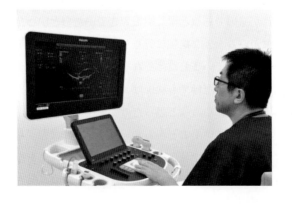

JCOPY 498-04890

で、まさに私が掲げた条件にぴったりの場所です。地元の先輩小児科医からは「そこはやめておけ」と言われましたが私にとって申し分のない場所だったので、迷わず粟野で開業しようと決めました。

とはいえ、独立開業を考えて勤めていたわけではありません。内装業者の選定や機材の購入など、すべてゼロから準備をする必要がありました。そこで開業してすでに成功している先輩に相談したり、医薬品卸の業者から開業支援のコンサルタントを紹介してもらったりしながら開業に向けた準備を進めました。

その一方で勉強会などに積極的に参加し始めました。M.A.F と出会ったのもこの頃です。M.A.F ではケーススタディを踏まえた、具体的なノウハウをたくさん聞くことができます。ビジネスを成功させる上で理念が重要なことも、そのとき知りました。大病院と個人経営のクリニックは同じ病院でも全く違います。大病院では一人ひとりの患者様としっかりと向き合って診療に当たれるでしょう。しかしクリニックだと比較的、症状が軽い患者様を数多く診察しなければなりません。それを成り立たせるためには、チームでサポートしあう必要があります。その核となる存在が理念です。クリニックを開業した後、どのようにマネジメントしていくか。M.A.F を通して血肉が通ったヒントを得られたことは、とても意義深かったです。それ以外にも、医療関係だけでなく、開業をはじめとしたビジネス書をたくさん読み、開業医として、経営者としてどうあるべきかを学びました。

私は 2017 年 11 月から開業に向けて動き出し、「あわのこどもクリニック」をオープンさせたのが 2019 年 4 月です。一年半掛けてじっくりと準備をして、満を持して開業までこぎつけました。

実は、開業場所の粟野は私の思い入れのある場所でもあります。私は岐阜県出身ですが、生まれ育ったのは高山市という富山県に近い地域です。そのため大学入学を機におばの家に下宿して、自転車で大学まで通いました。そのおばの家があった地域こそ粟野でした。

つまり、医師としての第一歩を踏み出した場所で、開業医としての第一歩

も踏み出すことになります．不思議な巡り合わせに背中を押されているようで非常に勇気をもらえました．

（2）地域の特性を生かしてもう一つの柱をつくる

人口が緩やかに減っていくのに，このエリアだけにこだわって良いのだろうか．

開業前，「小児専門クリニック」と「小児循環器」という2本柱での経営を考えていました．しかし今後の社会的な変化を見据えて不安になり，すぐに3本目の柱づくりを始めます．

そこで考えたのが遠方からの集患です．クリニックの近くには国道256号線という幹線道路が通っています．山県市や郡上市といった岐阜県中部を通って，長野県まで通じている道路です．こうした立地を生かして，少し遠方からも集患をしようと考えました．診療圏調査といった定石からは出てこない方法です．

岐阜県は車社会なので，車で30分くらいの場所なら気軽に行きます．小児科専門クリニックがないエリアなら，専門医に診察をしてもらいたいというニーズが高いはずなので，なおさら当クリニックまで足を運んでくれるでしょう．こうして遠方から集患を3本目の柱とすることに決めました．

それを実現するため，アナログとデジタルの両面からアプローチしました．アナログのアプローチの中心は看板です．クリニックをPRする看板を道路沿いに立てて，まずは小児科専門クリニックが粟野にあるということをアピールしました．

一方，デジタルではInstagramやFacebookといったSNSを積極的に活用しました．ターゲットは小さなお子さんを持つお母さんたちです．そうした方々にリーチできるようにリスティングやSEOといった施策も駆使して，検索サイト等で当クリニックにたどり着きやすい導線をつくりました．また来院の動機付けを高めるためには，安心感も欠かせません．そのためホームページやブログの内容を充実させて，院長である私の人柄が伝わる

ようにしました.

　こうした施策の効果があったからでしょう. 開業後, すぐに患者様は集まってくれました. しかも半分近くが岐阜市外からの患者様です. 1回来院してくださった患者様の口コミで新たな集患に繋がる好循環も生まれ, クリニックをスムーズに軌道に乗せることができました. 3本目の柱を立てたからこそ, ロケットスタートを切れたと言っても過言ではありません.

　小児科クリニックの開業に適した時期は秋か冬だと言われています. しかし私はあえて春に開業しました. 少しずつ患者様を増やして, クリニックの運営に慣れていこうと思ったからです.

　それにもかかわらず開業と同時に集患に成功して忙しくなったのですから, 嬉しい悲鳴に違いありません. しかし, それが次の新しい課題を生み出しました.

③ 開業後に見えてきた課題・行った取組み

(1) 集患に成功した裏で理念とかけ離れていく現場

　「こどもたちの笑顔と健康を守る　〜現在から未来まで〜」

　これは当クリニックの理念です. さまざまな勉強を通して, 開業前から理念の重要性を理解していました. 成功しているクリニックの先生たちももれなく理念をつくっています. そこで開業前, 株式会社アチーブメントが開催している「頂点への道」講座に通い, 私も理念としてミッションをつくりました. それが「こどもたちの笑顔と健康を守る　〜現在から未来まで〜」です. 合わせてビジョンとバリューをつくって, どのようにミッションを実現していくかの道筋を示しました.

　ミッション, ビジョン, バリューを開業前につくったメリットは大きかったと思います. それらを作ったお陰で, 自分がやりたいことを見つめ直すきっかけになるだけでなく, クリニックの土台をしっかりとつくることもできました. 開業前に理念をつくったからこそ万事うまくいったと言っても良いでしょう. 目の前の患者さんの対応に追われて, ミッションをつくった私

自身がそれをないがしろにしてしまったこと以外は.

　予想以上に集患がうまくいったものの, 開業からしばらく経つ頃にはクリニック内のオペレーションがひどく乱れてしまいました. 原因の一つは私自身の診察のスピードの遅さでした. 初めのうちは, どうしても大病院時代のやり方が抜けず, 一人ひとりの患者さんを丁寧に診察していました. その結果, 待合室が患者さんでいっぱいになってしまったのです.

　そこで診察のスピードを上げるため, クラーク制度を敷いて役割分担をしようと考えました. 独立開業をして張り切りすぎて, すべて自分でやってしまうところがあったからです. そのため, 病状の説明や電子カルテの入力はクラークに任せ, 私の負担を軽減させるのと同時に患者さんの待ち時間を減らそうと考えました. しかし, スタッフの抵抗を受けてしまいました.

　ただ, オペレーションを変革させなければ, 何も変わりません. 患者さんは不満を抱え続けることになってしまいます. スタッフに断られた後, 私は仕方なしにそのままの状態で診察を続けましたがすでに限界です. 診察中, 私は患者さんの顔を見ることができません. 「お大事に」というときも, 電子カルテの入力に必死です. それで子どもが安心できるでしょうか. 親御さんも同じです. 私の診察を通して, しっかりと安心感を与えることができていませんでした.

　開業から1カ月後, 私はまたスタッフに「どうしてもクラーク制度を敷きたいのだけど, 協力してくれませんか」と頼みこみました. プライドはありません. 私が実現したいのは, より良いクリニックづくりです. そのためにできることなら, なんでもやります.

　そのとき合わせて私の思いも伝えました. 「こどもたちの笑顔と健康を守る　〜現在から未来まで〜」の実現を目指してクリニックをやっていること. このままだと患者さんの顔が見えず, ミッションの実現ができないこと. だからこそ, クラーク制度が必要だということを伝えて, 何とかスタッフからの了承を得ることができました.

　とはいえ, 経験がないというスタッフの意見にも一理あります. そこで初

めは妻がクラークを担ってお手本を見せながら，少しずつスタッフに浸透させていきました．

　しかし，しばらくして事件が起こります．ある日，「今日のクラーク当番を誰かお願いできますか」と頼んだところ，何とじゃんけんで当番を決め出したのです．しかも負けた人がクラークです．それではまるでクラークをすることが罰ゲームではありませんか．私の堪忍袋の緒は切れ，気づいたら「今日は，もうクラークは来なくていい」と，スタッフをきつくしかっていました．

　クラークは患者さんと直に接することができる仕事です．最前線で現場を支え，患者さんからも感謝の言葉を直接もらえるなど，やりがいが詰まっています．そうした魅力を感じてもらえなかっただけでなく，罰ゲームのような扱いを受けていることに非常にがっかりしました．

　問題はそれだけではありません．当クリニックでは家族との時間を大切にしてほしいという理由から，残業ゼロを目指しており，勤務時間は19時までですが，診療時間を18時30分までとしています．しかし，ある日，診療が終わった瞬間に「患者さんがいないので帰っていいですか」と言ったスタッフがいました．とても驚くのと同時に残念な気持ちになりました．

　患者さんがいない時間でも何かやることがあるはずです．症状の説明の仕

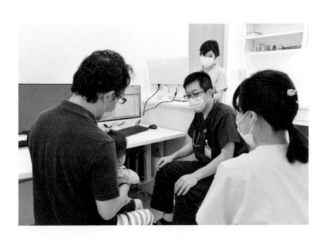

近隣県からも足が絶えない小児循環器特化型クリニック（面家健太郎）

方を練習したり，クラーク業務の練習をしたりと，考えればいくらでも出て
くるでしょう．ましてや患者さんの要望を断ってまで診察時間を短くしてい
ます．それならば，診察時間中の仕事のクオリティを上げて，患者様満足度
の向上を目指そうと考えてほしいのです．そうした背景も理解してくれない
のかと，暗澹たる気持ちになりました．

　私がやりたいのは売上げを上げることではありません．やりたいのは理念
の実現です．「こどもたちの笑顔と健康を守る　〜現在から未来まで〜」と
いうミッションを実現するため，勤めていた病院を辞めて，独立開業したの
です．

　しかし，現状は私の思いが理解されず，スタッフの意識が低い惨憺たる有
り様でした．なぜ「あわのこどもクリニック」を開業したのか．クリニック
を通して何を実現したいのか．面接のときには説明をしていました．しか
し，開業後，日常の忙しさの中で伝えることができていませんでした．

　あらためて理念の浸透を図らなければいけない．そう痛感し，私は院内の
しくみを大幅に変えることにしました．

(2) 理念を根付かせて，仕事のクオリティの向上を目指す

　私がやりたいこととスタッフたちの過去の経験のぶつかり合い，クリニッ
クのオペレーションがうまくいっていなかった原因は，まさにその2つの軋
轢にありました．

　その発端の一つがスタッフの固定観念です．スタッフは当クリニックで勤
務する前，他のクリニックで勤務しています．そこで培った経験が，いつの
間にかそれぞれのスタッフの中に"当たり前"をつくり上げていたのです．

　「クラーク制度をやろう」と話しても，かつての職場でやっていなかった
らそれは非常識です．そのため「院長は仕事を増やすことばかりやる」と思
われても仕方がありません．余計な仕事だと思ってしまうからこそ，クラー
クの担当を決めるのもじゃんけんという発想に結びついたのです．

　しかし，スタッフが悪いわけではありません．私が当クリニックの基準を

示せていなかっただけです．「こどもたちの笑顔と健康を守る　〜現在から未来まで〜」というミッション．「こどもたちとご家族の健康のため，スタッフがやりがいを持ちいきいきとして働くクリニックを目指す」というビジョン．それを踏まえて，クラークという仕事の重要性や診察時間の意味合いを伝えていたら，きっと私の真意を理解してくれて，仕事へのアプローチの仕方も変わっていたでしょう．そもそも当クリニックには患者さんを大切にする思いやりのあるスタッフがそろっていました．私の伝え方の問題だったのです．

「受付のために雇っているわけではないよ．ミッションやビジョンを実現するために一緒に働いてもらっているんだ．だから患者さんがいなくてもやるべきことはあるよ」．たとえばそう説明できていたら，スタッフは患者さんの満足度を向上させるため仕事に励んでくれたと思います．

私は理念の再浸透を図るため，クレドカード（ミッション・ビジョンなどクリニックの行動指針＝クレドを携帯できるようカードにしたもの）を作りました．そして朝礼で唱和するとともに，ミッション，ビジョン，バリューにそれぞれ意味があることも伝え直します．それを続けるうちに，スタッフの行動にも変化が生まれました．以前は「院長が言うから」という理由で行動していたのが，「こどもたちの笑顔と健康を守る　〜現在から未来まで〜」というミッションだからという理由で率先して行動を起こしてくれるようになったのです．

一方で，スタッフは最先端のクリニックがどういった取組みをしているのかを知りません．知らないが故に，私にはできないと思ったり，やる意味がないと無視したりしてしまいます．しかし，理念の浸透にはもちろん，ミッションを実現するためにも，そうした意識は変革しなければなりません．そのため，当クリニックではスタッフにも積極的にセミナーに参加してもらっています．

私がいくら勉強しても「開業しているのだから勉強して当たり前」と思われるだけです．背中で示そうとしても，なかなか勉強の大切さを感じ取って

もらえません．ところが，実際にセミナーに参加してもらうと，勉強することが当たり前だという姿勢に変わります．意識の高い他のクリニックのスタッフと交流することで「患者さんのために，あわのこどもクリニックでできることはもっとある」と気付くのです．

　勉強会に参加したスタッフには，皆の前で報告をしてもらっています．セミナーの共有を通して，最新のクリニック事情に触れたり，他クリニックのやり方を知ることができるので，皆，刺激を受けているようです．そうした一人ひとりのスタッフの成長意欲がクリニックの成長にも結びついていると感じています．

(3) 妻の存在があったからこそ根付いた文化

　「今度，セミナーがあるから一緒に行こうか」

　妻がそうやってスタッフを誘い，勉強する姿勢を見せてくれていることがクリニックのお手本になっています．私が「セミナーに参加しませんか」と言うより，妻が「一緒にセミナーに行きましょう」と誘う方がスタッフも参加しやすいでしょう．「ついでに話題の店でランチをしましょうか」と続けば，参加を拒むスタッフはいません（笑）．

　開業以来，妻の存在にはとても助けてもらいました．クラーク制の導入やセミナーの参加など，いまいち気が進まない取組みも妻が率先して取り組んでくれたからこそ，制度や文化として根付いたと言って過言ではありません．マネジメントをする上でも，妻が女性視点で職場をケアしてくれるのでスムーズにいく点も数多くあります．妻がいなかったら，今とはまるで別のクリニックになっていたことでしょう．私がやろうとしていることを常にサポートしてくれて感謝が尽きません．

　もちろん，私もスタッフと積極的にコミュニケーションを取っています．最近，特に重宝しているツールがチャットワークです．以前，Aさんは知っているけれど，Bさんは知らないといった事態が多々ありました．そこで皆に一斉に連絡を取れるルートとして活用し始めたのがチャットワークです．

クリニックの決定事項や私の思いなどが皆に届くように，積極的に発信を行っています．また，毎月各スタッフと個別面談する機会を設けたりするなど，直接話す時間も欠かしません．

　小さなコミュニケーションの積み重ねが信頼関係の構築につながり，それがミッションの実現に結びつくと思っています．

(4) 高いモチベーションを保ち続けるテクニック

　どのようにモチベーションを管理していくか．開業後，意外とつまずく方が多いポイントではないでしょうか．

　高いモチベーションを持って開業をしても，日々の業務に追われる中で，だんだんとやる気が削がれてしまうことがあります．勤務医の頃には予想だにしなかった事態も起きるでしょう．そうするといつの間にかモチベーションが下がってしまい，なぜ開業したのか見失ってしまいます．開業医は経営者です．雇用しているスタッフもいます．モチベーションが下がったからといって，クリニックをやめるわけにはいきません．モチベーション管理も開業医の重要な仕事の一つなのです．

　私の場合，二つのアクションでモチベーションの管理を行いました．一つ目がM.A.Fの存在です．M.A.Fには意識の高い先生が日本全国から集まってきています．私も参加するたびに「全国にはこんなにすごい先生がいるのか」と刺激を受けました．開業すると，他の医師とコミュニケーションを取る機会がグッと減ります．しかも経営者なので，どうしても孤独になりがちです．率先して外の世界とコンタクトを取らないと，視野が狭くなってしまいます．だからこそ，日々，有益な情報を交換できる仲間の存在がモチベーションを管理する上で大きかったです．

　また，小児循環器専門医という看板を下ろさず，追求し続けたこともモチベーションの管理に役立ちました．岐阜市の外れで小児循環器という専門を掲げることは，確かにとがっているかもしれません．しかし，自分が興味を抱いて，専門性を高めた領域です．それを追求し続けることが私のモチベー

ションを保ち続けさせてくれました．当クリニックでは導入費が高いですが大病院と同等の心臓専用の超音波機器やホルター心電図，心不全採血（BNP）なども導入しています．クリニックに訪れる患者様のほとんどが症状の軽い方です．しかし，胸を張って「小児循環器の専門医です」と言えることが自信を持った診療につながっています．

　開業はとても大きな目標ですが，ゴールではありません．むしろその後，長い戦いが続きます．その間，向上心を持ち続けるためにも，自分に合ったモチベーション管理の方法を見つけることをお薦めします．

④ これから開業をする先生へのメッセージ

　開業コンサルタントの話を鵜呑みにしないこと．

　これから開業をしたいと考えている先生には，そこに注意してほしいと思います．コンサルタントは，開業を実現する上で，心強い味方です．独立のとき，誰もがクリニックを自分でつくったことがありません．初めての経験です．だからこそ，開業コンサルタントの存在を頼もしく感じるでしょう．もちろん私もコンサルタントは大切なチームメンバーとして頼りにしました．

　しかし，彼らに依存してはいけません．健全な関係を築けなければ，コンサルタントが言うがままになってしまいます．いざクリニックが完成したと思ったら，イメージしていたものと違ったでは笑えません．

　そうならないためにもビジョンや思いをまとめること，そして経営の勉強をすることが大切です．開業医は医師であると同時に，中小企業の経営者でもあります．どんな思いで開業をして，どんなクリニックにしたくて，どういった準備をしているのか．そうした軸があるからこそ，コンサルタントと対等な付き合いができます．つまり，経営者としての準備を進めていくことが開業コンサルタントと良好な関係を築き，独立を成功に導くということに他なりません．

　大病院で勤務していたら，医学的なことに詳しければ仕事ができます．む

しろそれ以外はやる必要がないでしょう．裏を返せば，事務や会計，人事などのスタッフが支えてくれているので医師としての業務に集中できるのです．しかし，勤務医時代，それが当たり前になり過ぎて，支えられえていることになかなか気づけないのではないでしょうか．

　開業すると環境が180度変わります．最初のうちはほぼすべてを自分でやる覚悟が必要です．そうした覚悟を固め，早く組織化してやるべき業務に集中するためにも，ビジョンと経営の勉強の二つは欠かせません．

　開業後，私は勉強をしたいという気持ちが強まっています．現在，当クリニックには幹部メンバーがいません．経営数値を開示して，具体的なビジョンを話せるスタッフがいないのです．組織化を進めるためには，そうしたメンバーを育成していく必要があります．しかし，まずは私自身が院長から経営者に成長していかなければなりません．それを実現していくには，さらなる勉強が必須です．

　私には夢があります．それは二診体制および分院展開を行って，さらに地域医療に貢献することです．その実現のため，私以外にもドクターを採用したいと考えています．小児科には女性医師が多くいます．しかし，結婚や出産などのライフステージの変化に合わせて働くのが難しく，退職してしまう

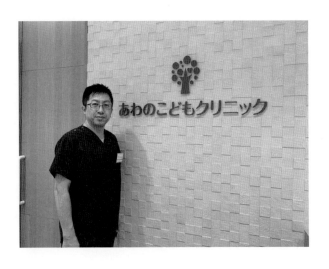

方が多いのも事実です．当クリニックなら当直がありません．昼間だけ働くスタイルも可能です．働きやすい環境を整え，そうした方が活躍できる場を提供することができます．夢が実現するかどうかは，すべて私の成長次第です．もっと経営を安定させて，さらに大きな夢にチャレンジしていきたいです．

　勉強して自身が成長すればするほど，開業後，大きなビジョンを描くことができます．まずはそうした時間を確保してみるといいかもしれません．これから開業される先生がたのビジョンがうまく実現することを祈っています．

万全のスタッフ管理と専門の柱に支えられた未来指向型クリニック

医療法人社団慈奏会　奏の杜耳鼻咽喉科クリニック

山本　耕司

キータグ	接遇コンサルタント	スタッフ間交流支援

クリニックプロフィール	
専 門 科	耳鼻咽喉科・小児耳鼻咽喉科・アレルギー科
開 院 年	2013年6月
地　　域	千葉県習志野市
スタッフ人数	18名
分　　院	なし
理　　念	**＜ミッション＞** 医療を通じて，地域の方々の生涯に渡る幸福に貢献する日本一の耳鼻咽喉科クリニックを創る **＜ビジョン＞** スタッフが常に幸せを感じながら，物心両面を満たされつつ働くことができ， 地域の患者様へ満足な耳鼻咽喉科医療を提供できている **＜バリュー（医療理念）＞** ●私たちは医療を通じての社会貢献を行い，常に自己研鑽に努め，この誇りある仕事を心から楽しみます． ●私たちは礼節を重んじ，患者様への笑顔での挨拶，心のこもった接遇を行い，誠実に徹します． ●私たちは患者様のご病気がよくなることのみを目標とせず，患者様が"このクリニックに受診して本当によかった"と，心から感動していただく事を目標とします． ●私たちはすべての人のおかげで今があることを知り，常に感謝の気持ちを忘れません．

はじめに

　みなさん，こんにちは！千葉県習志野市で 2013 年 6 月から奏の杜耳鼻咽喉科クリニックを運営している山本耕司です．当クリニックは，JR 津田沼駅南口から約 1km 離れた新興住宅地の中にあります．この辺りは元々にんじん畑でしたが，再開発により新しいマンションが立ち並び，若い世代が多く住む活気あふれる街になりました．街には新しく "奏の杜" という名前が付けられ，当クリニックの名前もこの街の中に溶け込みたいという思いを込めて "奏の杜耳鼻咽喉科クリニック" と命名しました．

① 開業までの経緯

　私が医師を志した理由は，小学生の頃に手塚治虫さんの "ブラック・ジャック" というマンガを読んだことがきっかけです．主人公は天才的な手術技術を持ち，患者を治す一匹狼のようなクールな男性です．私もその姿に自分を重ねて憧れていました．医学部に合格し，医師資格も取得し，手先が比較的器用である自信があったので，（ブラック・ジャックのこともありましたが）手術が多くできる外科，形成外科，産婦人科，耳鼻咽喉科のいずれかの科に進みたいと思いました．

　私は研修医時代から，将来は勤務医ではなく，開業医になりたいと考えていました．前述の 4 つの科の中で，勤務医の間は手術も行うことができ，また，めまいなどの生理学，内科学もバランスよく学べ，また比較的開業もしやすい耳鼻咽喉科を選択し，研修医，耳鼻咽喉科レジデント，勤務医として経験を積みました．

　耳鼻咽喉科の開業時期は，早い人で医師免許取得後 10 年位と思います．私も医師 10 年目という日を逆算しながら，来るべき開業のための準備を進めました．そして外来診療に関して責任を持ってすべてのことが一人で完結できると確信した 9 年目に開業しました．

　研修医を終え耳鼻咽喉科レジデントとなった私は，勤務医として働きながら，外来診療や手術を通じての患者への治療に，やりがいと大きな充実感を

感じながら，先輩や後輩，同僚たちと苦楽を共にし，素晴らしい時間を過ごすことができました．

　一方で来るべき開業の時に備え，日々の外来診療は開業時を想定し，患者が望む診療とは何かを常に考えながら，患者から信頼され，最大限患者に貢献できる診療を行うべく日々精進しました．

　開業医と勤務医は同じ医師といえども，まったく別種の仕事と言えるくらいさまざまな面で異なる部分があります．たとえば，勤務医より開業医の方が患者との距離がより近くなり，中には一生のお付き合いとなる患者もいます．ホームドクターとして，地域の患者の人生に深く向き合った診療をすることになります．また，自分の理想とするものや，経営手腕次第でクリニックをいくらでも大きくすることができます．クリニックという自分の"城"を持ち，どれだけ地域の患者に貢献できるか，自分の存在意義を世に問うことができます．私は今では，地域の方にご支持をいただき，たくさんの患者から選ばれるクリニックを経営しながら，勤務医時代とは違う充実感を感じられる日々を過ごすことができています．

万全のスタッフ管理と専門の柱に支えられた未来指向型クリニック（山本　耕司）

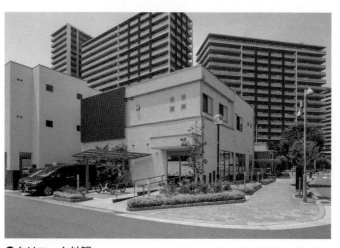

●クリニック外観

② 開業準備期

(1) どんなクリニックを開業するか？

　開業の準備は約3年前から始めました．最初に行ったのは，開業コンサルタントなどが開催するセミナーに参加することでした．

　数多くのセミナーに参加することで，開業のために準備すること，開業の成功事例，失敗事例等を学ぶことができ，開業へのイメージをつくることができました．そうしたセミナーは，一般的な開業のノウハウやイメージを具現化するまでの知識を得る場所として最高の場だったと思っています．

　事業計画以外で最初に考えたのは，クリニックをテナントで開業するか，一戸建てで開業するかということでした．私は駅から多少離れていても，患者用の駐車場があり，全体的にゆとりのある一戸建てのクリニックで伸び伸びと診療を行いたいと考えました．待合室，院長室，スタッフルームも確保され，診察室については，将来的に複数医師による診療も視野に入れ，二診体制になった時に対応できる広さを確保したいと考えました．

　また，この時期はすでに開業されている耳鼻咽喉科のクリニックを見学することも有用です．勤務医時代に耳鼻咽喉科クリニックに訪問する機会は，アルバイトを除いてほとんどないと思いますので，実際に開業されている医師の診療方法や必要な備品，患者の導線などを確認すると参考になると思います．

　見学を積極的に受け入れているクリニックもありますので，準備期間の初期に訪問し，実現したいクリニックのイメージを養うとよいでしょう．できれば同じ科で，しかも評判が良いクリニックに訪問できる機会があれば，得るものも大きいと思います．

　私も数件のクリニックを見学させて頂き，その中にお手本にしたいと思ったクリニックがあり，開業にあたり，クリニックの運営やシステムなど，いろいろなことをそのクリニックと同じようにさせていただきました．その経験は開業準備の負担軽減に大きく役立ったと思います．

(2) どこで開業するか？

　クリニックのイメージが固まったあとは，実際にどこに開院するかを考えなくてはなりません．その開業地の選定についても役に立ったのが，無料のセミナーを開催してくれたクリニックコンサルタントの知識です．開業物件の選び方や良い開業地を探してくれるパートナーの探し方など，役に立つ情報をたくさん提供してくれました．

　開業地の選定は，クリニックの生命線です．開業地が良ければ，たとえ院長が集患に注力しなくても患者の来院数に困ることはありません．逆に開業地を見誤ると開業後の集患に多大なエネルギーを奪われることになり，運が悪ければ，クリニックの存続自体が危ぶまれる可能性もあります．

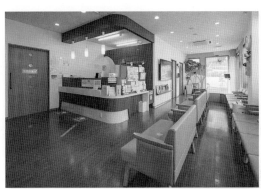

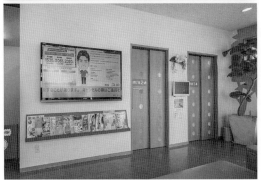

●待合室の様子

　私は，クリニックコンサルタントをはじめ，開業物件の情報を持つ製薬会社の MR，医療機器メーカー，ドラッグストアの開業支援部，薬の卸業の人々に相談し，その方々と土地情報を得るためのパイプ作りに励みました．集めた情報は紙面だけで判断せず，実際に現地に訪れ，開業地を選定する目を養いました．

　約 3 年間で 10 数件の土地に赴き，自分なりに現地調査を行い，紙面に記された情報と実際の土地の差異を自分の目で確認しました．現地を訪れることで，紙面上の情報だけでは知りえない，実際の土地の様子や雰囲気，人の流れ，地域住民の年齢層など，多くの情報を得ることができました．

　そのような現地調査の中で，株式会社マツモトキヨシホールディングスの開業支援部の方には大変お世話になりました．まだ開業のイメージを十分に具現化できていない時期に，「こちらも経験になりますから」とおっしゃって下さり，現地調査に何度もお付き合いいただきました．マツモトキヨシホールディングスの開業支援部の方には今でも感謝しています．この場をお借りし厚く御礼申し上げます．本当にありがとうございました．

　このように物件情報を多数見る中で学んだことは，どの業者も医師に対して，「この土地で開業すれば，必ずはやります」，「この土地で開業すれば，集患に苦労しません」，「この土地は最高です」と言う，ということです．業者側から見れば，そこにクリニックが立つだけで薬局として収益に繋がる場合が多いのではないでしょうか．

　しかし医師側から見ると，開業地によって患者数や患者の年齢層は異なり，それに伴う医院の売上げも大きく変わってくるはずです．そのような観点で見ると，開業地の差を教えてくれる人はクリニックコンサルタントも含めて誰もいません．自分がその場所を開業地とするかどうかは最終的には自分一人で判断しなくてはなりません．

　これから開業したいと考えている先生には，現地を直接訪れて，開業地を選定する自分の目を養うことをおすすめします．開業地は，クリニックの命運を分けるといっても過言ではないと思いますので，この時期にその労力を

惜しまず行動されることをお勧めします.

③ スタッフを輝かせるしかけ

(1) スタッフの管理はどうするか？

(A) 100 タイトルの DVD から得た "鉄則"

　開業するとき，私が集患以外で心配したことは，スタッフの管理をうまく行っていけるかということでした．多くの開業医の悩みの一つに，スタッフ管理の問題があることは方々で聞いていました.

　元々一匹狼肌で，人間関係が希薄な人生（笑）をこれまで歩んできた私にとって，この「適切なスタッフ管理」という問題は，開業を成功させるにあたり必ずクリアしなければならない大きな問題として私の前に立ちはだかっていました．その課題について大きな助けになったのが，DVD レンタル業の TSUTAYA の "生涯学習コーナー" にあるたくさんの DVD でした．名著が映像化されたものや，本の内容が講演化されたものなど，1 冊の本の重要な部分だけ取り出して約 1 時間にまとめてくれているものが多数あり，もともと本を読むことがあまり好きではない私にとって，大変学習に適したツールであったと思います．レンタル料も 1 週間で 100〜200 円と，大変リーズナブルなことも良い点でした.

　私には大学医局を退職してから開業までの準備期間が約 2 カ月ありました．その間，家と開院前のクリニックを車で往復する間，車内で DVD を BGM のように流し，効率的に学ぶことができました．結局，開業までに約 50 タイトルの DVD を借り，開業後も借り続け，最終的に約 100 タイトルの DVD を視聴したと思います.

　DVD ではさまざまな講師の先生が自身の意見を述べていましたが，言葉や表現は違えど，結局，皆同じことを言っていることがわかりました．つまり，それこそが経営・スタッフ管理の "鉄則" といえるものであり，それを忠実に実行すれば，スタッフ管理はうまくいくという確信のようなものを得ることができました．その "鉄則" の中で重要なものを挙げるとすれば，以

万全のスタッフ管理と専門の柱に支えられた未来指向型クリニック（山本 耕司）

下の3つになります.

> ①スタッフは院長のためには働いてくれない. 医療理念に共感できたとき, 理念実現のため, 自分自身の良心に従って働いてくれる.
> ②人は自分を認めてくれる人を認める.
> ③スタッフが頑張ってくれたから感謝するのではなく, 感謝するからスタッフは頑張ってくれる.

(B) クリニックへの導入

①はいわゆる「理念経営」というものです. 理念経営を実行するために, スタッフの募集前に, まず当院の医療理念の策定を行いました. 医療理念は著名な開業医の先生のホームページや本などを参考にし, 自分が共感できる言葉を書き留め, つなぎ合わせ, 最後にオリジナリティを加えて完成させました. 開業当初は医療理念（バリュー）しかありませんでしたが, クリニックの方向性をより明確にするため, 途中でミッション, ビジョンの策定も行いました.

医療理念を策定するときに気を付けることがあります. それは, 院長自身が医療理念を常に体現できているかどうかという点です. スタッフは, 医療理念に対して院長が忠実かどうかを常に見ています. 院長が医療理念に沿っ

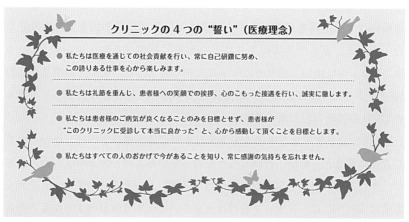

●当院の医療理念

た行動をしていなければ，医療理念の信憑性はなくなり，スタッフへの求心力はなくなります．

　策定した医療理念が自分の心に正直なものであれば，理念を自分の中に落とし込む作業はそれほど難しいものではないと思います．医療理念の作成時に，自分の共感できる言葉の中から医療理念の言葉を選び，それを毎日，自分の中で唱えれば，10日もすれば自分自身と医療理念を一体化することができます．また頃合いを見てたまに医療理念を見返す時間を設け，それに対し忠実に実行できているか，自分自身の振り返りの時間を設けると良いでしょう．

　②と③については，人間関係が希薄な自分には難しいと思いました．しかし，この課題をクリアしなければ，開業医として成功できません．この難題に対して私が立てた対策は2つありました．

　1つ目は，「笑顔で相手の目を見て，元気よく挨拶する」というものです．基本的なことかもしれませんが，このとても大切なことをうまく行えない人も多いのではないでしょうか．笑顔は言葉以上に人間関係の潤滑油となる，最高のコミュニケーションツールです．また挨拶は，「相手に対して元気を与えるもの，相手を承認するもの」と考えています．挨拶は惰性で行わず，「相手の目を見て微笑みながら，相手の手を握り，元気よく，相手を褒める言葉を添えて行う」のが理想の挨拶ではないかと考えています．なかなか毎回はできませんが，スタッフには「誰にでも笑顔で元気よく挨拶すること」を大切にするように伝え，挨拶を徹底することで，スタッフ間の人間関係の良さをつくることができていると感じています．

　2つ目は，スタッフへの感謝，承認の言葉を手紙にして，毎月の給与明細と一緒にスタッフに渡す，というものです．言葉で伝えるのはタイミングの問題や，日々の忙しい診療の中では中々難しい場合がありますが，毎月手紙にすることで，スタッフに確実に自分の想いを届けることができると思います．また，毎月書くというノルマを自分に課すことで，日々スタッフの事を良く見るようになり，よりスタッフのことを理解するきっかけになったと思

います．診療中にスタッフの良い行動を見たときは，すぐにスマートフォンの手書きメモに書き留めて，メッセージの作り置きをしています．現在，開院8年目になりますが，メッセージを作成できなかったのは3回ほどで，これからも大事な習慣として続けていきたいと考えています．

(2) スタッフ研修をどうするか？

　スタッフ力を高め，クリニックを発展させていくためにもう一つ私自身が大切だと思った事は，スタッフの"接遇力"でした．現在，歯科業界は，歯科医師数の増加と人口減少により，大変厳しい業界の一つになっています．その歯科業界が特に力を入れているのが，スタッフの接遇力です．

　一方，医科も人口減少に対して医師数は増加傾向にあり，将来医科業界が，今の歯科業界のような状態になる可能性は否定できません．医科もこれから患者に選んでもらわなければ集患できない"買い手市場"の状態に変化しつつあり，すでに高い医療技術だけ，立地に恵まれているだけではクリニックを選んでいただけない状況に変わってきていることを肌で感じています．そのため，医療技術の向上だけでなく，ソフト面，特に患者と接することが多いスタッフの接遇力を強化し，患者の満足度を上げるにはどうすればよいかということを考えました．

　医療関係の接遇で参考になる書籍を探していたところ，株式会社C-plan代表取締役の小佐野美智子先生が執筆された書籍と出会い，私の理想とする医療接遇に合致していると思い，小佐野先生に医院のコンサルティングとスタッフ研修をお願いすることにしました．小佐野先生には開院前のスタッフ採用からお世話になり，現在も新人研修やリーダー研修など，クリニックの成長に合わせた研修をお願いしています．そのため，開院当初からスタッフ接遇の評価も高く，小佐野先生との出会いがなければ，理想のクリニックを実現できなかったと思っています．

　また小佐野先生にはスタッフ教育だけでなく，経営者目線でのアドバイスも頂いています．当院では看護師である家内が事務長をしていますが，私や

事務長は経営上の相談をなかなか行えない環境にいます．そんな中で小佐野先生は，多くのクリニックのクライアント先を持ち，経営者目線での判断の経験も豊富にお持ちのため，経営者の個人的な悩みにも乗って頂き，その点も大変助かっています．また院長や事務長がスタッフに伝えにくいことも，小佐野先生がうまくスタッフへ翻訳して伝えて下さる点も，経営者として非常に助けられています．

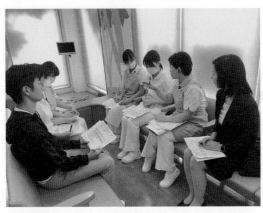

●リーダーミーティング

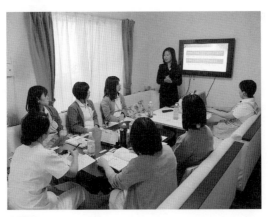

●研修

(3) スタッフ満足度を向上させるためには？

　当クリニックでは理念にもある通り，「スタッフ満足なくして患者満足なし」の考えのもと，スタッフの職場環境を改善し，スタッフのやる気や充実感を満たし，当クリニックで働いてよかったと思えるような施策を色々と実行しています．

　その一つに食事会制度があり，4人以上のスタッフがグループで食事会に行った場合，1人に対して月5000円までの費用をクリニックが負担しています．これは，スタッフが職場以外でスタッフ同士のプライベートな時間を持つことにより，スタッフ間の絆が深まり，それが風通しの良い職場やスタッフの定着率の向上につながるものと考えているからです．

　また，定期的なイベント（球技大会，花見，登山，小旅行）を企画し，スタッフ同士が同じ時間を共有して楽しむ機会を増やしています．

(4) スタッフが主体的に仕事をしてくれるようになるためには？

　スタッフが仕事にやりがいや充実感，満足感を感じ，院長との強固な信頼関係ができると，優秀なスタッフならばクリニック運営を主体的に取り組んでくれるようになります．また最初は一部のスタッフの取り組みであったとしても，そのようなスタッフが徐々に増えていくことにより，それがクリニックの風土となり，「スタッフがクリニック運営を主体的に取り組むことが普通」の組織が出来上がっていくのだと思います．クリニックに必要と思われることは，こちらが言わなくてもスタッフが自分の判断で行ってくれるようになり，その結果，院長の仕事時間が減り，院長の重要な経営計画に注力する時間が確保できるようになり，クリニックの発展はさらに加速していきます．

　またスタッフが仕事を行ううえで重要なことは，仕事に関する権限委譲をしっかり行うことです．一つの仕事を行う場合，大まかな方針に関してこちらが指示したとしても，その後は基本的にはこちらはできるだけ口出しせず，仕事を完了するまでスタッフにやり切ってもらうことで，スタッフの達

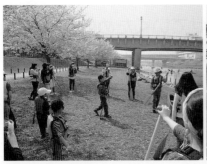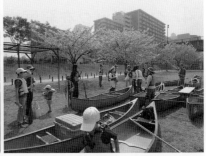

●カヌーでお花見

成欲求が満たされ，また責任をもって仕事を行ってくれるようになると思います．

　また良い仕事をしてもらうためには，元々スタッフが素直な性格であったり，人格の優れた人であることが，長い目で見ると必要と考えています．「採用の失敗は教育で取り戻せない」といわれますが，もう少し細かく言うと，「仕事は教育できるが，その人の素養の部分は教育で変えられない」，と考えています．ですので最終的には人格の優れた人を採用時にいかに採用できるかが非常に重要であり，その人格の優れた人材を雇用するためには，HPの募集ページ，ブログを通じて，クリニックが魅力的な場所であることを発信し，多くのスタッフ応募を得ることにより，結果，良い人材を選択できるのだと思います．また募集要項には一部厳しい要件にも触れ，当院での勤務が不適格と思われる人には最初から応募して頂かないことも大切であると思います．しかしながら開院時から良い人材だけを採用することは不可能ですので，開院後も院長からスタッフへクリニックの理念やビジョンを伝え続けることで，それに共感できるスタッフが残り，クリニックの良い水質が時間をかけて醸成されていくのだと思います．

万全のスタッフ管理と専門の柱に支えられた未来指向型クリニック（山本　耕司）

④ クリニックを発展させていくための仕組み

(1) 順番予約と時間予約システムをうまく使うには？

　患者がクリニックに感じる不満の第1位は「待ち時間の長さ」といわれています．耳鼻科の予約方法の主流は，"順番予約"という，診療日当日に診療の順番を予約する（番号札を取り，番号順に診察する）方法です．しかし，私はこの順番予約と，内科などで採用されやすい"時間予約"を合わせた"ハイブリッド予約"を導入したいと考えていました．

　私は勤務医時代にCPAP診療に長く携わってきたことから，クリニックでもCPAP治療を診療の柱にしたいと考えていました．CPAP治療は月1回の通院が保険診療で義務付けられているため，毎月必ず受診が必要となる患者には，日付と時間をあらかじめ指定できる時間予約システムが最適と考えていました．

　クリニックに導入する予約システムを比較検討した中で，ハイブリッド予約が可能で，もっとも柔軟にカスタマイズが行えたのは，情報通信コンサルティング株式会社の「Dr.Qube（ドクターキューブ）」だったので，そちらを導入することにしました．

　7年間予約システムを使ってみて感じることは，「予約システムに完全なものはない」ということです．たとえば，予約時間に忠実な診療を行おうとすると，少しでも予約に遅れた患者はキャンセル扱いにしてその後の予約患者の予約時間に影響が及ばないようにする必要がでてきます．また，平均待ち時間を短くしようとすれば，いつ診察に時間のかかる患者が来て，その後の予約時間に遅れが出るかわからないため，あらかじめ患者一人あたりの時間枠を長くしなければならなくなり，その結果診察できる患者数が減少してしまいます．つまり，患者のために何らかの利便を図ろうとすれば，必ず何かを犠牲にしなくてはならなくなり，結局どちらを選択するかの判断を常に迫られることになります．クリニックによっては，予約に関する患者の希望を盛り込み過ぎ，診療予約・管理システムが複雑になりすぎて使えなくな

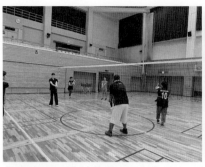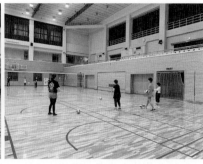

●球技大会（バレーボール）

万全のスタッフ管理と専門の柱に支えられた未来指向型クリニック（山本 耕司）

り，結局，元の順番予約だけに戻したという話も聞きます．

　その点，ドクターキューブの良い所はカスタマイズの幅が広いため，状況に合わせて予約枠等の調整を行うことで，システム上の問題に，ある程度対応ができてしまうということです．8年目に入った現在でも，定期的なミーティングを開いて，**スタッフ全員で予約システムの問題点を考え**，知恵を出し合いながら**システムの見直しを行っています**．

　結局のところ，診療予約・管理システムのデジタル的な要素と，スタッフの手によるアナログ的な日々の予約枠の見直しを両立していくことでしか，良い予約システムは管理できないと感じています．どのクリニックにも適応する，最善と言える予約方法はないと思います．しかし，スタッフ自身が労力を惜しまず，患者の利便性や満足度を考え，利他精神を持ちながら（時にはスタッフの管理労力とのバランスを考えながら），どうするのが患者にとって最善かを考え，スタッフ自身が実行してくれることで，理想的な予約方法が構築できるのだと思います．

　これからも診療予約・受付管理システムについては葛藤が続きそうですが，患者満足度をできるだけ優先し，日々の予約対応を行っていきたいと考えています．

(2) CPAP 外来という柱
〔シーパップ〕

(A) スタッフと一丸となった効率的運用

　当クリニックには，2020 年 3 月現在，約 500 名の CPAP 患者が通院しています．千葉県内のクリニックでは第 1 位の患者数です．私は勤務医時代に CPAP 専門外来を数多く経験し，その過程で睡眠学会専門医の資格も取得しました．それらの経験から，開業したら CPAP を診療の柱の一つとしたいと考えていました．

　CPAP 療法を患者が継続的に行っていくためには，患者が CPAP と疾患について正しく理解していることが大切です．まずは患者に，睡眠時無呼吸症候群（OSAS）の治療を行わなかった場合の合併症発症のリスクについて正しくお伝えします．OSAS の治療に関しては大きく CPAP，OA（Oral Appliance: マウスピース），減量，手術，側臥位睡眠などがありますが，それらの治療の選択肢について患者にすべて説明し，また，治療を行う場合のデメリットなども正しく説明して，その上で患者の希望があった場合にのみ CPAP を導入するようにしています．また CPAP を導入すればそれで終わりではなく，CPAP をどうすれば中止できるかなど，CPAP から他の治療法に変更したい場合の流れについても詳しく説明しています．

　CPAP 再診外来では，CPAP の使用状況や，使用率低下の原因になる患者の不快感につながる点を詳しく聞き，患者の訴えに細かく対応しています．また，CPAP を少しでも快適に使っていただくため，CPAP の上，下限圧の圧調整，コンフォートレベルなどの設定も細かく行います．

　しかし，これらのことを医師がすべて行うと診療の時間が長くなり，外来をコントロールすることが難しくなるため，CPAP の使用状況の最終的な判断は医師が行いますが，圧調節の必要性や患者様の問題点の吸い上げなどは，スタッフが行うようにしています．

　当クリニックでは，日本睡眠検診協会が実施している CPAP 療法士の資格をスタッフに積極的に取得してもらい，資格を取得したスタッフには，資格手当を支給しています（5000 円 / 月）．最近では，CPAP の初回導入も

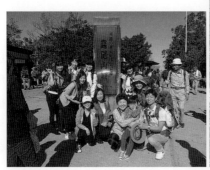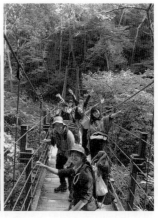

●高尾山登山

業者にお願いすることなく，スタッフが行えるまでに成長しました．

(B) CPAP と予約システム

予約システムの項で述べましたが，CPAP 治療の患者は，月 1 回の通院を CPAP 治療を中止するまで継続する必要があります．患者の再診時の負担を考え，すべて時間予約での再診を行えるようなシステムを取っています．

毎月受診の必要があるとしても，時間予約で決められた時間に診察を行うことができれば，患者の通院時の負担も大分軽減するものと考えております．また予約システムがあることで，月末に予約がない患者や，その月の未来院患者の把握ができ，その患者に電話を入れ，受診を促すこともできます．これらのシステムを活用することで，再診率は約 97%という高い数値を維持することができています．

(3) 舌下免疫療法という柱

舌下免疫療法に関しては現在当院では約 600 例の患者の診療を行っており，こちらも千葉県内のクリニックでは第 1 位の患者数です（2020 年 6 月現在）．

現在，アレルギー性鼻炎（ダニ，スギ）に対する根治治療は舌下免疫療法

File
12
万全のスタッフ管理と専門の柱に支えられた未来指向型クリニック（山本 耕司）

しかありません．また舌下免疫療法で重要なポイントは「より早期に，より軽症のうちに」というものですので，小児患者の比較的多い当院では，舌下免疫療法の対象患者も必然的に多くなっています．

　また，患者数が多い他の理由として，治療の前提となるアレルギー性鼻炎の採血検査，もしくは簡易検査（イムノキャップ®ラピッド）を当院では積極的に行っていることも挙げられると思います．アレルギー性鼻炎の治療は対症療法が基本ですので，アレルギー性鼻炎の患者に採血を行い，原因抗原を特定することは治療上非常に有用です．アレルギー検査で，ダニ，スギの陽性が判明した場合，医師から直接舌下免疫療法の治療パンフレットを渡し，積極的に治療を勧めています．

　また，舌下免疫療法の治療方針をすべてマニュアル化することで，看護師・スタッフが治療方針に対する共通理解を持つことができ，現在ではほぼすべての治療導入までの工程をスタッフのみで行ってもらっています．そのため，医師が行う仕事は，患者の治療適応の最終確認と禁忌事項の確認だけです．

　また舌下免疫療法の患者もCPAP療法の患者と同様，保険診療にて月に一度の通院が義務付けられているため，同じく時間予約をご利用いただけるようなシステムを作っています．舌下免疫療法の治療期間は最低3年以上と言われていますが，予約システムをしっかりと構築することで，こちらにおいても患者の負担を軽減しての通院が可能と考えられます．

(4) 外勤医師による2診療体制の構築・維持

　当クリニックでは大学医局から医師を招聘し，耳鼻咽喉科医2名体制（土曜日は3名体制）での診療を行っています．

　2診体制で私が最も気をつけていることは，院長と外勤医師の診療方針，診療レベルをできるだけ揃える，ということです．そのため，当院では外勤医師のために診療マニュアルを作成し，当院で勤務する前にまずマニュアルに目を通していただいてから診療を行ってもらうようにしています．2診体

制で一番問題になるのは，医師の間で説明内容が異なる，ということです．2診の先生はああ言っていたけども，院長はこう言っていた，どっちが正しいの？というものです．こういった診療方針の相違は，患者の信頼を失う大きな原因の一つとなり，2診療体制で最も注意する点と思います．また外勤医師に診療マニュアルをお渡しするだけでなく，直接口頭でクリニックの方針に関してお願いする場合もあります．

　外勤医師の獲得は，多くの先生が悩まれている問題ではないでしょうか．私は幸いなことに，派遣元の大学病院の教授が，もともと大学同門で面識があったこともあり，直接面会にお邪魔し，直談判で医師派遣をお願いすることができました．またこれも大学医局のつながりで，当院が医師募集を行っていることを同門のOB会などでアピールしていたため，その話を聞いた医局の先輩が，他大学の医局と当院を繋げてくださったケースもありました．

　外勤医師を獲得する方法として，医師派遣の業者を利用するのも一案と思いますが，日頃から人と人とのつながりを大切にし（私は一匹狼肌であるといいましたが，体育会系出身なので先輩とのお付き合いは比較的得意です（笑）），医師の募集を行っていることを外部に発信し続けること，また，当院を良い勤め先だと認知して頂けるように，日頃から自分磨きとクリニック磨きを継続していくことが，遠回りのようでも，結果として良い医師とのご縁を頂けることになるのではと思います．加えて医師獲得のチャンスがあれば，機を逃さず行動し，積極的に人に会いに行くことも大切だと思います．いきなり面識のない先生に会いに行くのは気の引けるものですが，事前にお手紙やメールをお送りしたり，こちらが誠意と誠実さをもって相手に接すれば，こちらからお伺いに出向いて嫌な思いをする先生はいないと思います．勇気をもって行動することも医師獲得には大切と思います．

(5) M.A.F との出会い

　同じ耳鼻科医として関西を中心に分院展開され，大きな成功を収めていたM.A.F の梅岡比俊先生のことは開業前より知っていましたが，梅岡先生が

開業医の勉強会を開催されていることを知り，梅岡先生のクリニック運営のノウハウを知りたいと思い，勉強会に入会させて頂くことにしました．それまで開業医としてまずまず順調にクリニック運営を行ってきた自負はありましたが，M.A.Fとの出会いは自院の成長をさらに加速してくれるものとなりました．M.A.Fでは勉強会での学びは元より，日本中の一流の開業医の先生方が集結しており，その先生方との交流により他院の豊富な成功事例を学ぶことができました．また勉強会以外にもオンライン上での情報交換も常に活発に行われており，大きな相談事から小さな悩みまで，いつでもどんな問題もメンバーに相談することができ，発展過程でさまざまに起こるクリニックの問題を最短距離で解決に導くことができました．自分が抱えるクリニックの問題というものは先輩開業医の誰かがすでに必ず経験，解決しているものです．自分ももっと早期にM.A.Fに入会し，先輩開業医の先生方のお世話になれば良かったと思いました．

⑤ クリニックの今後について

　現在，当クリニックは多くの患者にお選びいただき，地域に対して良質な医療の提供に大きく貢献できていると自負しています．今後は，当クリニックがある習志野市奏の杜地区だけでなく，分院展開を進め，より一層地域貢献，社会貢献を行いながら，共に働く多くのスタッフに充実した仕事環境を提供し，仕事を通じて人生やプライベートを充実させていただき，クリニックの幸せの総量を増やしていくことが私の目標であり，また私の人生理念に通じるものでもあります．

　この本をご覧いただく事で，これから開業される先生の一助となれたり，すでに開業している先生方の少しでもお役に立つ事があれば，これ以上嬉しいことはありません．皆様のご成功を心よりお祈りいたしております．

エピローグ

　さて今回の医院経営ケースファイルⅡを読まれて，どのように感じられたでしょうか．この本に書かれている内容は，普段はなかなか面と向かっては話せないようなこれまでの失敗を含めた自己開示だと思っています．今回，赤裸々に自己開示してくださった12名の先生方には改めて感謝いたします．

　なぜ，私たちは普通なら話したくないような自分たちの失敗をこのように赤裸々に伝えるのか．これは，私が2016年に開設したM.A.F〈https://maf-j.com/〉という開業医コミュニティーのミッションである「卓越したクリニック運営が日本に普及浸透し，関わる人々を幸せにする」に繋がると信じているからです．

　毎日のように新しいクリニックが開院され，現在，全国のクリニック数は10万件になるそうです．その全国10万件の開業医の先生方は，同じような落とし穴にはまる可能性が高いと私たちは考えています．立地の問題・集患の問題・スタッフとの関係性など，12名のケースを見ると大なり小なり似たようなところを感じるのではないでしょうか．実はこれは医療業界のみならず他の中小企業においても，起業当初に誰もがつまづく問題なのです．ただ，そこで一つ大きな違いは，私たち医師は勤務医時代の経験がプレイヤーであることに重点がおかれており，マネジメントの経験がほぼない状態で開業しているということです．この本の中でも多くの先生が書かれていますが，開業前にそのあたりの問題について本で学んだけれど，それでもうまくいかないというのが実情です．そういったこと

を踏まえ，これからさまざまな課題が待ち構えているということを
しっかり理解した上で，開業に飛び込む必要があると思います．

　ではその課題にどのように取り組めば良いのか？　私が過去に受
けたセミナーで，学び方には3つの方法があることを知りました．
①本を読む．②セミナーを受ける．③人と会うです．その中の3つ
目の人と会う方法として，私はM.A.Fという受け皿を作ったのです．

　M.A.Fが定期的に開催するセミナーでは，先生方のこれまでの
失敗やその失敗を防ぐために何ができるかなど，これまでの先生方
の経験をもとにした意見交換が行われています．セミナーでの学び
を実践し続けることで，スタッフや取引業者さんなど，関わる人た
ちとの関係がwin-winになり，物心両面が幸せとなる売り手良し・
買い手良し・世間良しの三方良しのクリニックが日本全国に増える
ことを私は目指しています．

　ここでまた新たな取組みをお知らせいたします．今回のコロナ禍
で，メディア速報では耳鼻科マイナス20％，小児科マイナス30％
の売上減少が出ているそうですが，私自身が耳鼻科専門医というこ
とで，withコロナにおける耳鼻咽喉科としてのあり方を考えるた
めのコミュニティー〈https://www.ent-doctors-grp.com/〉を作
ることに致しました．対象は，耳鼻科の開業医と勤務医の先生方に
なります．

　志の高い先生方と触れる機会を増やすことで新たな気付きが生ま
れ，先生方のクリニックがますます発展し，地域の患者様に喜ば
れ，スタッフにも喜ばれる，そのような善循環の一助になれば大変
嬉しく思います．

　最後に，執筆してくださった12名の先生方，中外医学社の岩松

さん・輿石さん，このようなコロナ禍にも関わらずたくさんの事前
準備をしていただき，本当にありがとうございます．この場をお借
りし，改めて感謝申し上げます．

2021 年 3 月
医療法人社団梅華会グループ理事長
開業医コミュニティ—M.A.F　主宰

梅 岡 比 俊

● M.A.F

● with コロナの耳鼻咽喉科の
あり方を考えるコミュニティ

著者プロフィール

（執筆順）

吉 良 文 孝

梅華会グループ　東長崎駅前内科クリニック

専門科： 内科・消化器内科・肝臓内科・内視鏡内科

所在地： 〒171-0051　東京都豊島区長崎4丁目7-11 マスターズ東長崎1階

連絡先： 03-5926-9664

荒 木 幸 絵

医療法人みなと　港みみ・はな・のどクリニック

専門科： 耳鼻咽喉科

所在地： 〒455-0015　名古屋市港区港栄4丁目3-5

連絡先： 052-653-1717

阿 久 津 征 利

一般社団法人 TREE　西馬込あくつ耳鼻咽喉科

専門科： 耳鼻咽喉科

所在地： 〒143-0025　東京都大田区南馬込5-40-1 西馬込メディカル
　　　　ビレッジ3階

連絡先： 03-6417-1855

猪 又 雅 彦

いのまたクリニック

専門科： 循環器内科・内科・小児科

所在地： 〒464-0819　愛知県名古屋市千種区四谷通1-13 ノア四ツ谷1F

連絡先： 052-734-8788

梶　尚志

医療法人梶の木会　梶の木内科医院

専門科: 内科・胃腸科・糖尿病内科・呼吸器科・循環器科・小児科・アレルギー科

所在地: 〒509-0201　岐阜県可児市川合 2340-1

連絡先: 0574-60-3222

入谷栄一

医療法人社団勝榮会　いりたに内科クリニック

専門科: 内科　呼吸器・循環器・消化器・アレルギー，皮膚科

所在地: 〒168-0063　東京都杉並区和泉 4 丁目 51-6　フォンティーヌ杉並 1 階

連絡先: 03-5305-5788

澤木秀明

澤木内科・糖尿病クリニック

専門科: 糖尿病内科・内科

所在地: 〒569-0804　大阪府高槻市紺屋町 1-1-501A　グリーンプラザたかつき 1 号館 5 階

連絡先: 072-669-8111

村松英之

医療法人社団 CRS　きずときずあとのクリニック 豊洲院

専門科: 形成外科，美容外科

所在地: 〒135-0061　東京都江東区豊洲 5-6-29 パークホームズ豊洲ザレジデンス 1F

連絡先: 03-5166-0050

窪 田 徹 矢

医療法人社団おもいやり　くぼたクリニック松戸五香

専門科: 泌尿器科・内科・皮膚科

所在地: 〒 270-2261　千葉県松戸市常盤平 5 丁目 17-10

連絡先: 047-710-7411

花 房 崇 明

医療法人佑諒会　千里中央花ふさ皮ふ科

専門科: 皮膚科・アレルギー科・美容皮膚科・形成外科

所在地: 〒 560-0085　大阪府豊中市上新田 2 丁目 24 番 50 の 1
　　　　上新田メディカルブリッジ 2F

連絡先: 06-6872-1200

面 家 健 太 郎

あわのこどもクリニック

専門科: 小児科・小児循環器内科・アレルギー科

所在地: 〒 502-0002　岐阜県岐阜市粟野東 4-297

連絡先: 058-236-0017

山 本 耕 司

医療法人社団慈奏会 奏の杜耳鼻咽喉科クリニック

専門科: 耳鼻咽喉科・小児耳鼻咽喉科・アレルギー科

所在地: 〒 275-0028　千葉県習志野市奏の杜 3-3-17

連絡先: 047-403-2226

〔編者略歴〕

梅岡比俊（うめおか　ひとし）

兵庫県芦屋市生まれ
1999年　奈良県立医科大学卒業
2001年　野口病院耳鼻咽喉科（別府）
2002年　星ヶ丘厚生年金病院耳鼻咽喉科（大阪）
2004年　耳鼻咽喉科麻生病院（札幌）
　　　　耳鼻咽喉科認定医取得
2007年　市立奈良病院耳鼻咽喉科
2008年　梅岡耳鼻咽喉科クリニック開設
2011年　医療法人梅華会理事長
　　　　阪神西宮に分院開設
2013年　芦屋に第三分院開設
2014年　尼崎武庫之荘に第四分院開設
2016年　神戸市東灘区に第五分院小児科開設
　　　　開業医コミュニティー M.A.F 発足
2018年　尼崎市・西宮市に第六・七分院小児科
　　　　開設
　　　　東京都豊島区東長崎に第八院
　　　　消化器内科開設
2020年　企業主導型託児所を西宮，尼崎，苦楽
　　　　園の3箇所に開設

12人の医院経営ケースファイル II　　ⓒ
　─理想のクリニックを創り上げた私たちが
　　これから開業するあなたに伝えておきたいこと

発　行　2021年4月10日　　1版1刷

編集者　梅　岡　比　俊

発行者　株式会社　中外医学社
　　　　代表取締役　青　木　　滋

　　　　〒162-0805　東京都新宿区矢来町62
　　　　電　話　　　(03) 3268-2701 (代)
　　　　振替口座　　00190-1-98814番

印刷・製本/三和印刷(株)　　　　　　　＜ HI・YK ＞
ISBN978-4-498-04890-4　　　　　　Printed in Japan